医学细胞生物学与医学遗传学实验及学习指南

主　编　关　晶

副主编　田现书　潘兴丽　季丙元　高　立

编　者　胡修周　田现书　武艳群

　　　　耿嘉正　王书福　高　立

　　　　季丙元　潘兴丽　关　晶

中国健康传媒集团·北京

中国医药科技出版社

前　言

　　为了适应现代生物科学的发展以及医学教育改革的需要，根据教学大纲的要求，结合五年制本科教学的实际情况，我们编写了本书。

　　鉴于目前各院校开设的课程不完全相同，有的院校分别开设医学细胞生物学和医学遗传学；有的开设医学生物学，但医学细胞生物学和医学遗传学仍是其主要内容。因而，本书的实验内容包括了医学细胞生物学实验和医学遗传学实验两部分，以分别适应医学生物学、医学细胞生物学和医学遗传学实验教学的需要。同时，考虑到教学课时的差异，在实验内容的选择上，除了安排一些验证性和巩固课堂理论的基本实验以外，还增加了一些与医学密切相关的生物学新技术，以开拓学生的视野。

　　另外，医学细胞生物学和医学遗传学作为生命科学的前沿学科，知识覆盖面广，内容抽象，学生普遍反映不易理解和掌握，特别是近年来，随着人类遗传学和分子生物学等学科突飞猛进的发展，细胞生物学和医学遗传学的知识更新速度也异常迅猛，这就更进一步加大了学习难度。为了减轻学生的学习负担，帮助学生更好更有效地掌握好知识点，教师根据多年的教学经验和体会，对教学内容进行了提炼、归纳和总结，汇编成为学习指南。同时配以一定数量的复习思考题，使学生通过本书对两门课程的重点、难点有较好的了解和把握，并具备一定的解答问题的能力。

　　本书由三部分组成，第一部分为"医学细胞生物学和医学遗传学实验"，共安排了 12 个实验内容，包括：显微镜的结构和使用、细胞的基本形态和结构、细胞分裂、细胞培养、染色体标本的制备、人类染色体的观察及核型分析、性染色质检查、皮纹分析、人类遗传性状调查等。在此部分附有实验报告和显微绘图方法，通过正确、规范地书写实验报告，可以使学生巩固所学知识，掌握生物显微绘图的方法。第二部分为"医学细胞生物学和医学遗传学学习指南"，包括对各章节内容的概括和总结、重点提示。第三部分是复习思考题，并附有选择题答案，供同学们参考。本书具有广泛的适用性，可供普通高等医学院校本科生、专科生和进修生使用。

　　由于作者水平有限和编写时间仓促，书中难免存在疏漏、不妥和错误，敬请使用本书的师生批评指正。

编　者

2010 年 7 月

目　录

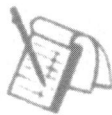

记　录

第一部分　医学细胞生物学与医学遗传学实验

第二部分　医学细胞生物学与医学遗传学学习指南

第三部分　复习思考题

医学细胞生物学与医学遗传学实验 ▷ ▷

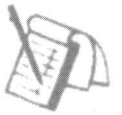

实验室规则

实验课是生物学教学的重要组成部分，是理论联系实际的重要环节。实验的目的是使学生巩固和扩大课堂上所学的理论知识，加强学生基本操作技能训练，培养学生独立思考、独立操作的能力；通过实验培养学生严肃认真、实事求是的科学态度，严谨细致的工作作风，团结互助的协作精神。在实验教学中，学生必须遵守下列规则：

1. 每次实验前，必须认真预习实验指导，明确本次实验的目的、要求和注意事项，熟悉实验内容、方法和步骤。

2. 上实验课必须携带教材、实验指导、实验报告及绘图文具等。进入实验室要穿好隔离衣，对号入座。

3. 实验前，要认真检查仪器、药品是否完好、齐全，如有缺损应及时报告老师。自己不得随意调换标本、仪器等。

4. 认真听讲，听从老师指导，严格按照规定的实验步骤进行，不得违反操作规程。观察、操作要细致，认真做好实验记录、结果分析，按时完成实验报告。

5. 遵守课堂纪律，不迟到或早退，不打闹，不大声喧哗，保持实验室的安静。

6. 爱护公物，爱护仪器、设备和标本，节约实验材料、药品和水电。如有损坏应立即报告老师、主动登记。不经老师允许，不得私自带走实验用品。

7. 实验完毕，清洁所用器材，清点、整理好后放回原处。轮流做好值日工作，保持实验室卫生。

实验报告书写要求

实验报告是实验观察、结果的真实记录。实验报告的形式可根据实验内容的不同而大体分为文字描述、绘图和列表三种形式。

1. 文字描述　文字描述是将观察所得或实验结果客观地加以描述，并进一步作出分析。要抓住主要问题，详细准确，条理清楚，语言简明。

2. 绘图　绘图是生物实验报告较多采用的一种形式。绘图的基本要求如下：
①按所观察的实物如实描绘。图的大小适当，注意各部分的比例以及比邻

关系。

②应使用 HB 或 2B 铅笔，不要用彩色笔。

③线条要流畅，不要用重复的线条来表示一条线。

④图中明暗对比应以小圆点的疏密来表示，不能用铅笔涂成暗影。

⑤图绘好后，还需注明标题和各部名称。注字要用正楷书写，一律写在图的右侧。注字引线应与报告纸的上下边平行，长短适当，末端对齐，引线之间不能相互交叉。

3. 列表　列表是设计一适当表格，将实验结果或观察所得逐项填入，以表示其相互关系，便于比较分析。

实验一　显微镜的结构与使用

一、目的要求

1. 了解普通光学显微镜的基本构造及其性能。

2. 初步掌握显微镜的使用方法。

3. 熟悉光学显微镜的维护方法。

二、实验用品

1. 器材：普通光学显微镜、香柏油、酒精乙醚混合液、擦镜纸。

2. 材料：血涂片、羊毛交叉装片、英文字母装片等。

三、实验原理

光学显微镜，简称光镜，是利用光线照射使微小物体形成放大影像的仪器，为细胞学研究中最基本的工具。显微镜的发明和使用已有 400 多年的历史。经过不断改进，现在已经形成了品种繁多、型号各异的光学显微镜。除了广泛使用的普通光学显微镜外，还有倒置显微镜、暗视野显微镜和相差显微镜等具有特殊功能的显微镜。各种光学显微镜外形和结构因型号不同差异较大，但其基本结构和工作原理是相似的。一台普通光学显微镜主要由机械系统和光学系统两部分构成，作为显微镜核心部分的光学系统则主要包括物镜、目镜和聚光器等部件。

光镜的放大原理是怎样的呢？物镜和目镜的作用都相当于一个凸透镜，由于被检标本是放在物镜下方 1~2 倍焦距之间的，故物镜可使标本在物镜的上方形成一个倒立的放大实像，该实像正好位于目镜的下焦点（焦平面）之内，目镜进一步将它放大成一个虚像，通过调焦可使虚像落在眼睛的明视距离处，在视网膜上形成一个直立的实像。显微镜中放大的倒立虚像与视网膜上直立的实像是相吻合的，该虚像看起来好像在离眼睛 25cm 处（图 1-1）。

衡量一台显微镜性能好坏的指标包括分辨率、放大率、镜口率、焦点深度和视场宽度等性能标准。这些性能都有一定限度，彼此既相互作用又相互制约。

分辨率是光镜最重要的性能指标，是指在 25cm 的明视距离处，能区分被检物体上两个质点间的最小距离。因此，分辨率越小，说明分辨能力越强。人眼的分辨率约为 $100\mu m$，而光镜的分辨率可达 $0.2\mu m$。显微镜的分辨率由物镜的分辨率决定，而目镜

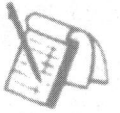

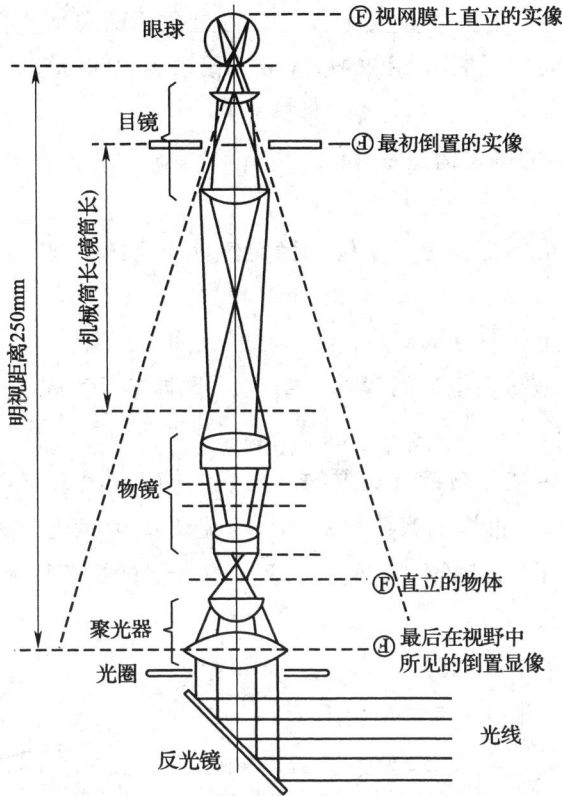

图 1-1 光学显微镜的放大原理及光路图

与显微镜的分辨率无关,它只将物镜已分辨影像进行第二次放大。光镜的分辨率(R)可用下式计算:

$$R = 0.61\lambda/N.A. = 0.16\lambda/n \cdot \sin(\alpha/2)$$

式中,λ 为照明光源波长,白光 $0.5\mu m$。N.A. 代表数值孔径,也称镜口率,其数值等于物镜和被检样品之间介质的折射率(n)与镜口角(α)一半的正弦的乘积,即 N.A. $= n \cdot \sin(\alpha/2)$。n 的最大值为 1.5,空气为 1,水为 1.33,油可达1.5;镜口角是指位于物镜光轴上标本的一个点发出的光线延伸到物镜前透镜的有效直径的两端所形成的夹角,镜口角越大,进入物镜的光线越多,$\sin(\alpha/2)$ 的最大值为 1。N.A. 是决定显微镜分辨率的一个重要参数,一般来说,N.A. 值在干燥物镜(以空气为介质)为 $0.05 \sim 0.95$,水浸物镜为 $0.10 \sim 0.20$,油浸物镜为$0.83 \sim 1.40$。因此,光镜的最大分辨率为 $R = 0.61 \times 0.5\mu m/1.4 \approx 0.2\mu m$。

由上式可知,物镜的数值孔径决定一台显微镜的主要光学性能:数值孔径越大,分辨率就越小,显微镜的分辨能力就越强,显微镜的光学性能就越好。但数值孔径与焦点深度(即当显微镜对标本的某一点或平面准焦时,焦点平面上下影像清晰的距离或范围)成反比,因此,并非数值孔径越大越好。物镜的数值孔径通常标刻在物镜的周缘。

放大倍数是光镜性能的另一重要参数，一台显微镜的总放大倍数等于目镜放大倍数与物镜放大倍数的乘积。常用光镜的最大放大倍数为 1000 倍。

四、内容与方法

（一）光学显微镜的基本构造及性能

1. 机械部分

（1）镜座　位于最底部，用于支持和稳定镜体。有的显微镜在镜座内装有照明光源。

（2）镜柱　镜座上面直立的部分，用以连接镜座和镜臂。

（3）镜臂　支持镜筒和镜台的弯曲状结构，下端连于镜柱，上端连于镜筒，是拿取显微镜时握持的部位。

（4）镜筒　是安装在显微镜最上方的圆筒状结构，其上端装有目镜，下端与物镜转换器相连（图 1－2）。根据镜筒数目的不同，光学显微镜可分为单筒式和双筒式两类。单筒光镜又分为直立式和倾斜式两种，而双筒光镜的镜筒均为倾斜式的。

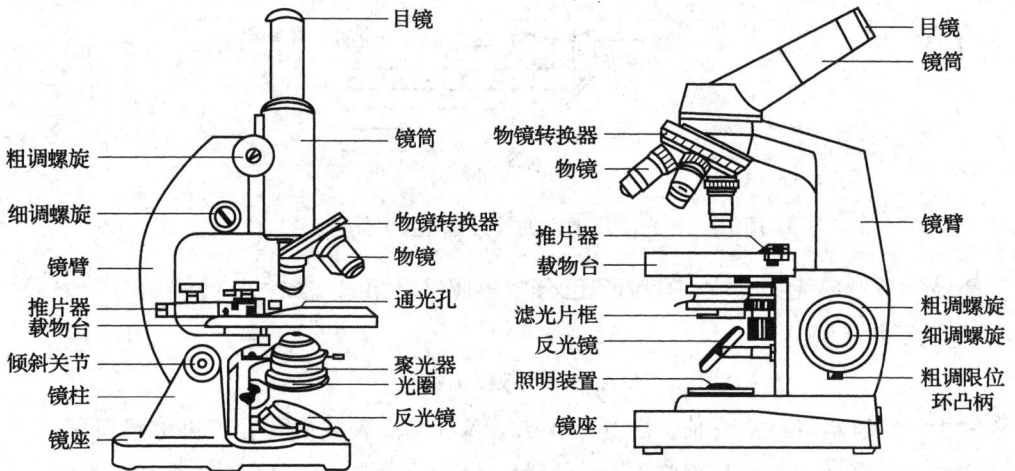

图 1－2　普通光学显微镜结构示意图

（5）物镜转换器　又称旋转盘，是安装在镜筒下方的圆盘状结构，其上有均匀分布的 3～4 个物镜孔，用以安装不同放大倍数的物镜。旋转物镜转换器可以更换不同放大倍数的物镜，旋转时听到碰叩声，说明物镜到达工作状态。

（6）载物台　也称镜台，是位于物镜转换器下方的方形平台，用于放置被观察的玻片标本。载物台的中央有圆形的通光孔，来自下方的光线经此孔照射到标本上。

载物台上装有推片器，其上安装的弹簧夹用于固定标本，旋动推片器上的两个螺旋可使载物台前后左右移动，方便寻找目标。

在推片器上附有纵、横游标尺，用于确定标本的位置。游标尺由主标尺（A）和副标尺（B）组成，副标尺的分度为主标尺的 9/10。使用时，先看副标尺的 0 点位置，再看主、副标尺刻度线的重合点，根据重合点即可读出准确的数值。图 1-3 中所示的数值应为 13.4。

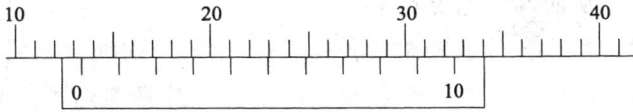

图 1-3　游标尺的用法

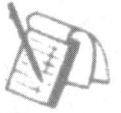

（7）调焦螺旋　也称调焦器，是调节焦距的装置，分粗调螺旋和细调螺旋两种。

①粗调螺旋可使载物台快速升降，能迅速调节好焦距，使物像呈现在视野中，通常在使用低倍镜时，先用粗调节器迅速找到物像。

②细调螺旋只能控制载物台缓慢升降，升或降的幅度不易被肉眼所觉察，多在运用高倍镜和油镜下时使用，从而得到更清晰的物像，并借以观察标本的不同层次和不同深度的结构。

2. 光学系统　光学系统包括目镜、物镜、聚光器、反光镜等。

（1）目镜　安装于镜筒的上端，通常备有 2 个，上面刻有"5×"、"10×"或"15×"符号以表示其放大倍数，一般光学显微镜装的是"10×"的目镜。

（2）物镜　装于镜筒下端的物镜转换器上，一般多为 4 个物镜，分别刻有"5×"、"10×"、"40×"、"100×"符号，分别表示其放大倍数。一般将"10×"物镜称为低倍镜（"5×"及以下的物镜称为放大镜），将"40×"物镜称为高倍镜，将"100×"物镜称为油镜（这种镜头在使用时其顶端需浸在香柏油中）。

在每个物镜的周缘通常都标有能反映其主要性能的参数（图 1-4），主要有放大倍数和数值孔径（如，10/0.25、40/0.65 和 100/1.25）、该物镜所要求的镜筒长度和标本上的盖玻片厚度（160/0.17，单位为 mm）。

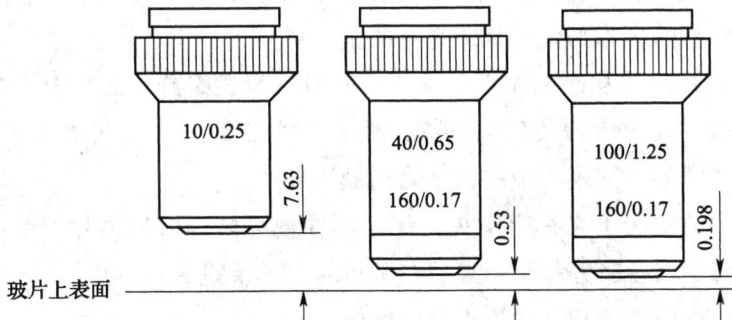

图 1-4　物镜的性能参数及工作距离（注：两箭头间距离为工作距离，单位为 mm）

不同放大倍数的物镜有不同的工作距离，所谓工作距离是指显微镜处于工作状态（焦距调好、物像清晰）时，物镜最下端与盖玻片上表面之间的距离（图 1-4），一般来说，低倍镜最短，油镜最长，而高倍镜的长度介于两者之间。

（3）聚光器　位于载物台通光孔的正下方，由聚光镜和光圈两部分构成，其主要功能是将光线集中到所要观察的标本上。在聚光器的旁边，有一调节螺旋，可调节聚光器的上升或下降，从而调节光线的强弱。

①聚光镜　由一片或数片透镜组成，起汇聚光线的作用，加强对标本的照明，并使光线射入物镜内，镜柱旁有一调节螺旋，转动它可升降聚光器，以调节视野中光亮度的强弱。

②光圈　位于聚光镜下方，由若干张金属薄片组成，外侧伸出一柄，推动它可调节光圈的大小，从而调节光线的强弱。

（4）反光镜　装在镜座上方，可向各方向自由转动，能将来自不同方向的光线反射到聚光器中。反光镜有平、凹两面，凹面镜有聚光作用，适于较弱光和散射光下使用；光线较强时则选用平面镜。

（二）光学显微镜的使用方法

1. 准备工作和基本要求　取用显微镜时，应一手握住镜臂，一手托住镜座，将显微镜平稳地放置到实验台上，镜座后缘离实验台边缘约 5～10cm。

观察显微镜时，要求双眼同时睁开，左眼观察、右眼看图，边观察边绘图；双手并用，左手调焦、右手移片或绘图记录。

2. 低倍镜的使用

（1）对光　打开实验台上的工作灯，调节物镜转换器，使低倍镜对准通光孔，当镜头完全到位时，可听到轻微的振动声。

打开光圈并使聚光器上升到适当位置（以聚光器上端透镜平面稍低于载物台平面的高度为宜），然后左眼观察目镜（注意勿闭右眼），同时调节反光镜的角度，是视野内的光线均匀、亮度适中。

（2）置片　取要观察的玻片标本，先用肉眼观察标本的全貌和大体位置；盖玻片一面向上将其放置到载物台上，用推片器上的弹簧夹进行固定，然后，旋动推片器的螺旋，使需要观察的标本部位移至通光孔的正中央。

（3）调焦　用眼睛从侧面注视低倍镜，同时用粗调螺旋使载物台上升至最高，然后左眼观察目镜，同时慢慢旋转粗调螺旋使载物台下降，直至视野中出现物像为止；最后，转动细调螺旋，使视野中的物像达到最清晰。

如果需观察的物像不在视野中央，甚至不在视野内，可用推片器前后、左右移动标本片，使物像进入视野并移至中央。在调焦时，如果镜头与玻片的距离已超过了1cm还未见到物像，则应严格按上述步骤重新操作。

3. 高倍镜的使用　在使用高倍镜前，应先在低倍镜下找到需观察的物像，并将其移至视野中央，同时使用细调螺旋，使被观察物像达到最清晰状态。

转动物镜转换器，将高倍镜镜头对准通光孔，此时，视野中一般可见到不太清晰的物像，再慢慢转动细调螺旋，使物像达到最清晰。

4. 油镜的使用　在高倍镜下找到所需观察的物像标本，并将需要进一步放大观察的部位移至视野中央。转动物镜转换器，使物镜转换器处于高倍镜和油镜的空挡位置，在标本需要观察的部位滴一滴香柏油，然后旋转物镜转换器，将油镜转至工作状态，此时油镜镜头正好浸在油滴中。注视目镜，同时缓慢的转动细调螺旋调节载物台的升降，直至视野中出现清晰的物像。

油镜使用结束后，必须及时将油镜头上的油擦拭干净。先用擦镜纸蘸少许酒精乙醚混合液擦拭油镜镜头 2 次，再用干净的擦镜纸擦 1 次。至于玻片上的油，如果是有盖玻片的永久装片，可直接用上述擦油镜头的方法擦净；如果是无盖玻片的标本，则用拉纸法除去载玻片上的油，即先把一小片擦镜纸盖在油滴上，再往纸上滴几滴酒精乙醚混合液，趁湿将纸往外拉，如此反复几次即可将玻片上的油除去。

5. 注意事项　取用显微镜时，应轻拿轻放；较长距离移动显微镜时，应一手握住镜臂，另一手托镜座；不要用单手提拿，以避免零部件滑落。

显微镜不可放置在实验台的边缘，应使镜座后缘离台边约 5 ~ 10cm。

不可随意拆卸显微镜上的零部件，以免丢失或损坏；目镜也不要随便取出，以防灰尘落入镜筒内。

要经常保持显微镜的清洁，显微镜的光学部分只能用擦镜纸轻轻擦拭，不可用纱布、手帕、普通纸张或手擦拭，以避免磨损镜面。

使用显微镜观察标本时，要养成两眼同睁，双手并用的习惯，必要时应一边观察、一边计数或绘图记录。如果两眼同睁观察不习惯，可先用手挡住右眼，等左眼看清视野后再逐渐放开右眼，反复练习后便可达到要求。观察时，双眼同睁既可防止眼睛疲劳，又方便绘图。

显微镜使用结束后应及时复原，使其处于非工作状态：先使载物台降至最低，在低倍镜下取下标本，将照明灯的亮度调至最低，关闭电源，最后，将显微镜放回镜箱中或送还显微镜室。

（三）操作练习

取血涂片、英文字母装片、羊毛交叉装片或其他标本片，按照上述操作程序反复练习低倍镜、高倍镜和油镜的使用方法。

血涂片上的血膜经瑞氏染料染色后呈蓝紫色，将蓝紫色的血膜对着通光孔，低倍镜下，可看到大量密集的红细胞及少量散在的白细胞、血小板，换用高倍镜或油镜仔细观察：

（1）红细胞无核、中央色淡。

（2）白细胞均有核，核形态不一。

（3）血小板较小，形态不规则，由巨核细胞的胞质脱落而来（图 1 - 5）。

观察字母装片时，先用肉眼直接观察一下字母的方位和大小，然后放到低倍镜下观察。视野中字母的方位发生了什么变化？标本移动的方向与视野中物像移动的方向有何不同？

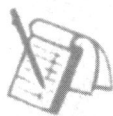

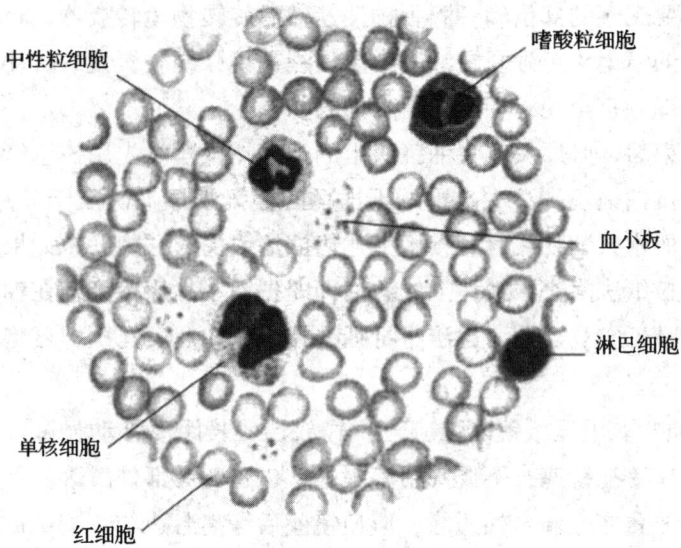

图 1-5　人血细胞

观察羊毛交叉装片时，先在低倍镜下仔细观察两根羊毛的交叉点，将交叉点移至视野中央后换用高倍镜观察，利用细调螺旋分别对两根羊毛进行准焦，分辨出两根羊毛的上下位置。

四、思考题

1. 使用显微镜观察标本时，为什么必须按照从低倍镜到高倍镜再到油镜的顺序进行？

2. 如果标本放反了，可用高倍镜或油镜找到标本吗？

3. 如果细调螺旋已转至极限而物像仍不清晰，应该怎么办？

4. 如何判断视野中所看到的污点的来源？

五、实验报告

填图：标注显微镜各结构名称。

【附】特殊显微镜原理简介

1. 荧光显微镜　荧光显微镜可在光镜水平对特异蛋白质等生物大分子进行定性、定位。其基本原理是：利用一个高发光效率的点光源，经过滤色系统发出一定波长的光作为激发光，激发标本内的荧光物质发射出不同颜色的荧光后，再通过物镜和目镜的放大进行观察。在强烈的对衬背景下，即使荧光很弱也能辨认，敏感性高。

荧光显微镜由普通光学显微镜及一些附件（如荧光光源、激发滤片、双色束分离器和阻断片等）组成。荧光光源一般采用高压汞灯（50～200W），它可发出各种波长的光，但每种荧光物质都有一个产生最强荧光的激发光波长，所以需加用激发滤片（一般有紫色、蓝色和绿色等激发滤片），仅使一定波长的激发光透过照射到标本上，而将其他光都吸收掉。每种物质被激发光照射后，在极短时间内发射出较照射波长更长的可见荧光。荧光具有专一性，一般都比激发光弱，为能观察到转移的荧光，在物镜后面需加阻断（或压制）滤光片。它的作用：一是吸收和阻挡激发光进入目镜，以免干扰荧光和损伤眼睛；二是选择并让特异的荧光透过，表现出专一的荧光色彩。两种滤光片必须选择配合使用。

2. 相差显微镜　光线通过不同密度的物质时，其滞留程度不同，密度大则光的滞留时间长，密度小则光的滞留时间短。所以，在相差显微镜中可将这种光程差或相位差转换成振幅差。相差显微镜与普通光学显微镜最主要的不同点是在物镜后装有一块"相差板"，偏转的光线分别通过相差板的不同区域，由于相差板上部分有吸光物质，所以又使两组光线之间增添了新的光程差，从而对样品不同密度造成的相位差起"夸大"作用。最后这两组光线经过透镜又会聚成一束，产生互相叠加或抵消的现象，从而表现出肉眼明显可见的明暗区别。由于反差是以样品中的密度差别为基础形成的，故相差显微镜的样品不需染色，可以观察活细胞，甚至可观察到细胞核、线粒体等细胞器的动态。

3. 激光扫描共焦显微镜　普通荧光显微镜下，许多来自焦平面以外的荧光使观察到的图像反差和分辨率降低；而激光扫描共焦显微镜则大大减少这种焦平面以外的光，它在某一瞬间只用很小一部分光照明，这一束光通过检测器前的一个小孔或裂缝后成像，保证只有来自该焦平面的光成像，而来自焦平面以外的散射光则被小孔或裂缝挡住，这样所成的像异常清晰。激光扫描共焦显微镜的分辨率可以比普通荧光显微镜的分辨率提高 1.4～1.7 倍。所谓共焦是指物镜和聚光器同时聚焦到同一个小点，即它们互相共焦点。激光扫描共焦显微镜比普通显微镜有诸多好处：由于可自动改变观察的焦平面，而且纵向分辨率得到改善，所以可以通过"光学切片"观察较厚样品的内部结构；改变焦点可获得一系列细胞不同切面上的图像，经叠加后便可重构出样品的三维结构。激光扫描共焦显微镜在研究亚细胞结构与组分等方面的应用越来越广泛。

4. 扫描电镜　扫描电镜是用极细的电子束在样品表面扫描，将产生的二次电子用特制的探测器收集，形成电信号运送到显像管，在荧光屏上显示物体。细胞、组织表面的立体构像，可摄制成照片。扫描电镜样品用戊二醛和锇酸等固定，经脱水和临界点干燥后，再于样品表面喷镀薄层金膜，以增加二波电子数。扫描电镜能观察较大的组织表面结构，由于它的景深长，1mm 左右的凹凸不平面能清晰成像，故放样品图像富有立体感。

5. 透射电镜　透射电镜是以电子束透过样品经过聚焦与放大后所产生的物像，投射到荧光屏上或照相底片上进行观察。透射电镜的分辨率为 0.1～0.2nm，放大倍数为几万～几十万倍。由于电子易散射或被物体吸收，故穿透力低，必须制备更薄的超薄切片（通常为 50～100nm）。其制备过程与石蜡切片相似，但要

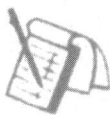

求极严格。要在机体死亡后的数分钟取材，组织块要小（1mm³以内），常用戊二醛和锇酸进行双重固定树脂包埋，用特制的超薄切片机（ultramicrotome）切成超薄切片，再经醋酸铀和柠檬酸铅等进行电子染色。电子束投射到样品时，可随组织构成成分的密度不同而发生相应的电子发射，如电子束投射到质量大的结构时，电子被散射的多，因此投射到荧光屏上的电子少而呈暗像，电子照片上则呈黑色，称电子密度高（electron dense）。反之，则称为电子密度低（electron lucent）。

（高　立）

实验二　细胞的基本形态与结构

一、目的要求

1. 掌握真核细胞的基本形态结构。

2. 初步掌握临时制片和显微绘图的方法。

二、实验用品

1. 材料：人口腔黏膜上皮细胞、洋葱。

2. 器材：光学显微镜、解剖刀、剪刀、镊子、解剖针、载玻片、盖玻片、牙签、纱布、擦镜纸、吸水纸。

3. 试剂：中性红染液、生理盐水。

三、内容与方法

（一）洋葱鳞茎表皮细胞的制片与观察

取一载玻片，用左手拇指和中指夹持载玻片两端，右手用拇指和食指夹取一块清洁纱布在玻片的上下面同时擦拭，擦净为止。再用同样方法轻轻将盖玻片擦净。注意盖玻片薄而脆，擦拭时用力要小而均匀。将擦净后的盖玻片和载玻片放在干净处备用。

在洁净的载玻片中央滴一滴蒸馏水，将洋葱鳞茎用小刀切成小块，取一块肉质鳞茎，用镊子在其内表面轻轻撕下一小块膜质表皮，再用剪刀剪成约 3～4mm² 的小块，置于载玻片上的蒸馏水滴中，铺平，滴一滴中性红染液，染色 2～3min 后，盖上盖玻片，用吸水纸吸去盖玻片周围多余的染液。先用低倍镜观察，可见许多长柱状排列整齐彼此相连的细胞，选择其中一个比较典型的细胞移至视野中央，再转换高倍镜仔细观察以下结构：

1. 细胞壁（cell wall）为细胞最外面一层由纤维素组成的较厚结构（它是植物细胞最重要特征之一）。细胞膜（质膜）位于细胞壁内侧并与其紧密相连，光镜下不易分辨。

2. 细胞核　一般位于细胞中央，呈圆或椭圆形，成熟的细胞由于液泡挤压，核位于细胞边缘。调节细螺旋，可见核内有 1～2 个折光较强的核仁。

3. 细胞质　是细胞膜与细胞核之间的区域，其中可见一至数个充满液体的小泡，称为液泡（vecuole），如图 2－1。

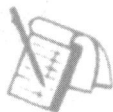

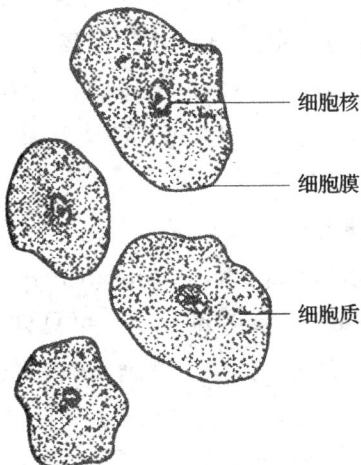

（二）人口腔黏膜上皮细胞制片与观察

取一擦净的载玻片，滴一滴生理盐水，然后用消毒牙签的钝端轻轻在自己口腔的颊部刮几下，将刮下的细胞洗于玻片上的生理盐水中，吸一滴碘液在标本上，染色 1~2min，然后用小镊子夹取一盖玻片，使其左侧边缘与载玻片上的液体相接触，然后慢慢盖下，以免产生气泡。如盖玻片周围有多余的染液，可用吸水纸吸去。

将制好的临时玻片标本置于显微镜的载物台上，先用低倍镜寻找目标，可见被染成黄色的细胞，成群或分散存在，大多呈椭圆形或多边形。选择完整而轮廓清楚的细胞移至视野中央，再转换高倍镜观察以下结构：

1. **细胞膜（cell membrace）** 也称质膜，是包围于细胞最外面的一层薄膜（如铺展不好，则细胞会出现褶皱）。

2. **细胞核（nucleus）** 一般位于细胞中部，染色较深，呈圆形或椭圆形，核中可见一致密的结构，即为核仁（nucleolus）。

3. **细胞质（cytoplasm）** 是细胞膜与细胞核之间均匀一致的区域（图 2-2）。

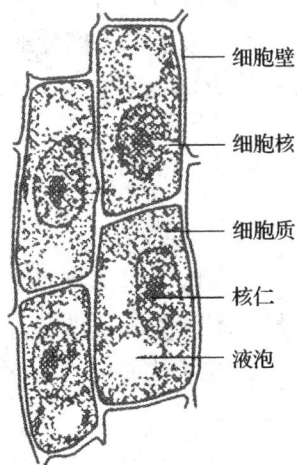

图 2-1　洋葱鳞茎表皮细胞　　　　图 2-2　人口腔黏膜上皮细胞

四、实验报告

绘图：高倍镜下洋葱鳞茎表皮细胞、高倍镜下人口腔黏膜上皮细胞。

【附】生物显微绘图的基本要求和方法

细胞生物学显微绘图是将光学显微镜下观察到的组织结构真实地描绘下来。基本要求如下：

1. 绘图基本工具：黑色铅笔（HB 或 3H）、小刀、直尺、橡皮、绘图纸等。

2. 根据绘图纸的大小确定图的大小比例，做到大小适中、布局合理、整齐美观。

3. 绘图必须真实。绘图前应认真、仔细观察，所绘结构力求典型、清晰；要正确反映各部分结构的形态及毗邻关系。

4. 绘图时，先用软铅笔轻轻绘出轮廓，修改确定后再用硬铅笔以粗细均匀的线条绘出全图；图的明暗可用细圆点的疏密来表示，不要涂阴影。

5. 图的下方注明该图的名称、取材来源、染色方法、放大倍数；从图中各主要结构处引出不交叉的直线，末端对齐，在引线末端处正楷书写出结构名称。

（高 立）

实验三 细胞器及细胞的活体染色

一、目的要求
1. 掌握光镜下动、植物细胞器的形态特征。
2. 了解细胞活体染色和细胞骨架显示的原理与方法。

二、实验用品
1. 材料 动物肝（胰或肾小管）切片、脊神经节切片、马蛔虫子宫横切片、黑藻或叶片、眼虫或草履虫培养液、洋葱鳞茎表皮细胞、口腔上皮细胞。
2. 器材 显微镜、载玻片、盖玻片、镊子、吸管、牙签、吸水纸、擦镜纸。
3. 试剂 中性红－詹纳斯绿染液、磷酸缓冲液（PBS）、2% TritonX－100 液、M－缓冲液、3% 戊二醛、0.2% 考马斯亮蓝染液。

三、内容与方法
1. 细胞器（organelle）

（1）线粒体（mitochondria） 取肝脏（或胰脏）切片，置低倍镜下观察，找到物象后转换高倍镜或油镜仔细观察，可见许多多角形的细胞，细胞界限不明显，在细胞内有 1~2 个蓝色圆形的核，细胞质中有许多深蓝色细小粒状或线状的结构，即线粒体（图 3-1）。

蟾蜍肾脏切片观察：视野中可见许多圆形或椭圆形的中肾小管横切面，中央为管腔，管壁细胞之间界限不甚清楚，但可根据核的大致位置确定细胞之范围。核圆形、浅灰色，内有一深染的核仁。核周围的细胞质中有许多蓝黑色颗粒状或线状的结构，即为线粒体。

（2）高尔基复合体（Golgi body） 取脊神经节切片观察，寻找被染成淡黄色的圆形或椭圆形细胞，即神经节细胞。中央透亮区为细胞核所在位置。在核的周围细胞质中有许多被染成棕褐色的弯曲线状或网状结构，即高尔基复合体（图 3-2）。

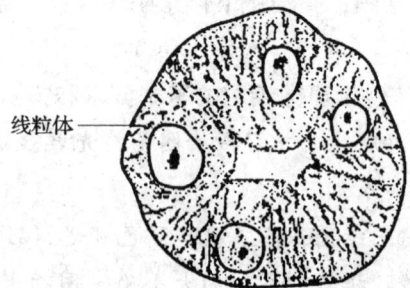

线粒体————

图 3-1 肾小管细胞中的线粒体模式图

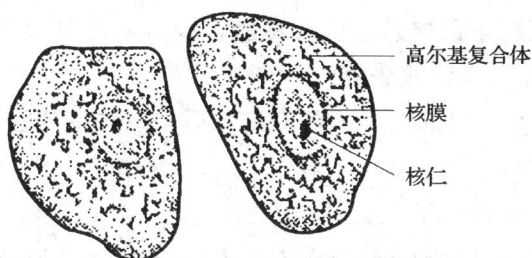

图 3 - 2　脊神经节细胞中的高尔基复合体模式图

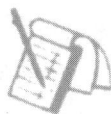

记　录

（3）中心体（centrosome）示教　马蛔虫子宫横切片，观察马蛔虫子宫中受精卵分裂中期细胞的染色体排列于细胞纺锤体中央的赤道面上。在染色体两侧各有一个被染成深蓝色的小粒，称为中心粒（centerioles），在中心粒周围还有一团比较致密的物质称为中心球（centrio-sphere），中心粒和中心球合称为中心体。两个中心粒之间丝状的结构称为纺锤体（图 3 - 3）。

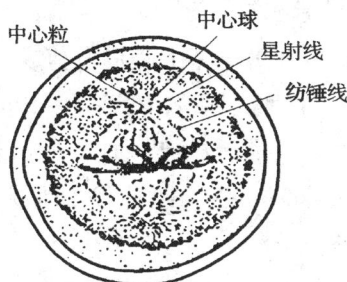

图 3 - 3　马蛔虫受精卵有丝分裂中期（示中心体）模式图

（4）鞭毛（flagellum）的观察　取绿眼虫培养液 1 滴，做成临时制片置于低倍镜下观察，可见虫体为绿色纺锤形，前端钝圆，后端较尖。内含绿色椭圆形小体，为叶绿体。用暗视野观察，虫体前端胞口处可见一根鞭毛，不停地摆动，使虫体向前运动。

（5）纤毛（cilia）的观察　取少许棉花纤维置于载玻片上，滴 1 滴草履虫培养液，盖上盖玻片，置于低倍镜下观察，寻找一游动较慢的虫体，置高倍镜下仔细观察。草履虫前圆后尖，整个身体像一个倒置的草鞋。将光线调暗，见体表密生纤毛，能有节奏地摆动，使虫体作旋转式运动。由于口沟处纤毛较长，摆动有力，食物从沟口进入体内。

（6）叶绿体（chloroplast）的观察　摄取新鲜黑藻嫩叶（或叶片上皮细胞），制成临时制片观察，可见其细胞略呈长方形。细胞内有许多椭圆形小体，称为叶绿体，分散或排列成行，沿着细胞壁边缘向一定方向缓慢移动。细胞核位于细胞的中央或边缘，呈圆形或椭圆形。

2．线粒体的活体染色

（1）原理　詹纳斯绿（Janus Green B）能特异性地对线粒体进行活体染色，使细胞线粒体色素氧化酶保持氧化状态，呈现淡蓝绿色，而细胞质则被还原成无色区域。若用中性红 - 詹纳斯绿染液混合染色，可使线粒体显示更为清楚。

（2）方法与步骤

①制片　将清洁的载玻片平放在桌上，然后在载玻片的中央滴 2~3 滴中性红-詹纳斯绿染液。再用牙签粗端刮取口腔上皮细胞，于载玻片染液中混匀，盖上盖玻片，染色 2~3min，用吸水纸吸掉多余染液。

②观察　高倍镜下可见口腔上皮细胞的细胞质中散在一些被染成亮绿色的粒状和短棒状颗粒，即为线粒体。

3. 细胞骨架（cytoskeleton）的显示与观察

（1）原理　洋葱鳞茎表皮细胞经一定浓度的 tritonX-100 液处理时，可破坏细胞壁及细胞内的蛋白质，而细胞骨架系统的蛋白质被保留下来，经固定方法处理和染色后，能在光镜下观察到细胞骨架的结构。

（2）标本制作

①撕取洋葱鳞茎下表皮，剪成 1cm² 大小，取若干片置入装有 6mmol/L 磷酸缓冲液（pH6.5）的小烧杯中，处理 5~10min。

②去掉磷酸缓冲液，加入 1% TritonX-100，置 37℃ 温箱中处理 20~30min。

③去掉 TritonX-100，立即加入 M-缓冲液，轻轻洗涤 3 次，每次 3~5min，使细胞骨架稳定。

④吸去 M-缓冲液，加入 3% 戊二醛，固定 10min。

⑤去掉戊二醛，用 6mmol/L 磷酸缓冲液洗涤 3 次，每次 10min。

⑥吸掉磷酸缓冲液，加入 0.2% 考马斯亮蓝染液，染色 20~30min 后，自来水冲洗。

⑦置光镜下，可见洋葱鳞茎表皮细胞的细胞质中，被染成深蓝色的网络状结构，即是细胞骨架。

四、实验报告

绘图：绘出高倍镜下肝细胞或蟾蜍肾小管细胞的线粒体及脊神经节细胞的高尔基复合体的形态和分布。

【附】试剂配制

1. 6mmol/L 磷酸盐缓冲液

A 液（6mmol/L NaH₂PO₄·2H₂O）：取 NaPO₄·2H₂O 936mg 溶于 1000ml 蒸馏水中。

B 液（6mmol/L Na₂HPO₄·12H₂O）：取 Na₂HPO₄·12H₂O 148mg 溶于 1000ml 蒸馏水中。

C 液（6mmol/L 磷酸盐缓冲液（pH6.5）：取 A 液 68.5ml，加 B 液 31.5ml，混匀即可。

2. M-缓冲液

咪唑	3.404g	MgCl₂·6H₂O	0.102g	KCl	3.71g
EGTA	0.38g	EDTA	29.22g	甘油	292ml
巯基乙醇	0.07ml	蒸馏水		加至 1 000ml	

用 1mol/L HCl 调至 pH7.2。

3. 1% TritonX – 100　取 1% TritonX – 100 1ml，加 M – 缓冲液至 100ml 即可。

4. 3% 戊二醛　取 25% 戊二醛 12ml，加 6mmol/L 磷酸盐缓冲液（pH6.5）至 100ml，混匀即可。

5. 0.2% 考马斯亮蓝　取考马斯亮蓝 0.2g，加甲醇 46.5ml、冰醋酸 7ml、蒸馏水 46.5 ml，混匀即可。

6. 中性红 – 詹纳斯绿染液

A 液（詹纳斯绿饱和水溶液）：取詹纳斯绿 5.18g，加蒸馏水至 100ml，混匀即可。

B 液（1:15 000 中性红）：取中性红 10mg，溶于 150ml 蒸馏水混匀即可。

C 液（中性红饱和水溶液）：取中性红 5.64g，加蒸馏水至 100ml，混匀即可。

D 液：取 A 液 3 滴，加到 5ml 无水乙醇中，再加入 B 液 1ml，用色纸包好试剂瓶，置冰箱中保存备用。

E 液：取 5ml 无水乙醇，加入 C 液 20 ~ 30 滴混匀即可，试剂瓶置冰箱中保存备用。

F 液（中性红 – 詹纳斯绿染液）：将 D 液和 E 液混合即成（临用前配制）。

（田现书）

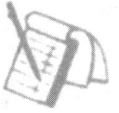

记　录

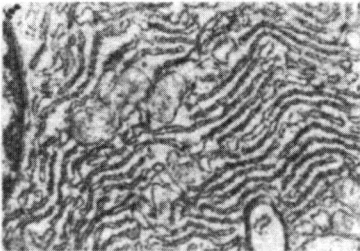

粗面内质网与核糖体

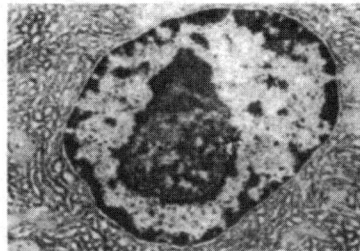

细胞核

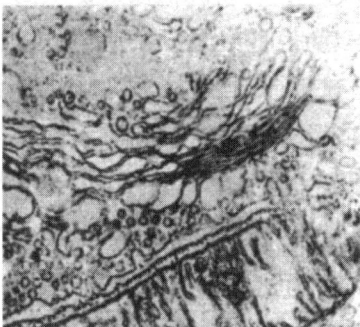

高尔基体

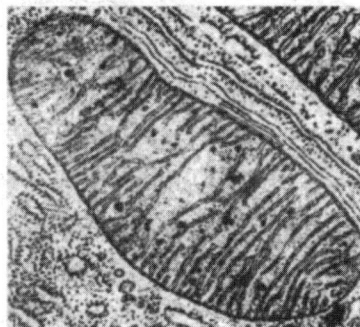

线粒体

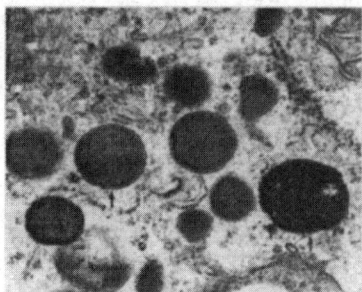

初级溶酶体和次级溶酶体　　　　　微管（左）微丝（右）

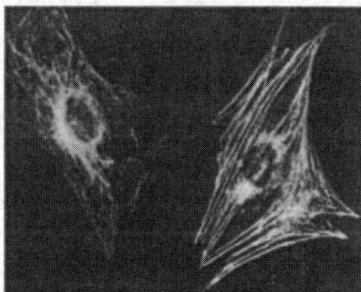

图 3 - 4　电镜下的细胞器

实验四　细胞的有丝分裂

一、目的要求

1. 掌握动、植物细胞有丝分裂的过程、各期特征及异同点。

2. 初步掌握植物细胞有丝分裂临时制片的方法。

3. 了解无丝分裂的过程。

二、实验用品

1. 材料：洋葱根尖纵切片标本、马蛔虫子宫切片标本。

2. 器材：显微镜、恒温水浴箱、镊子、剪刀、烧杯、刀片、吸水纸、载玻片、盖玻片、酒精灯、吸管、带橡皮头铅笔、"细胞分裂"电视录像片。

3. 试剂：固定液：甲醇∶冰醋酸 = 3∶1（临用前配制）。

盐酸醋酸地衣红、改良苯酚品红染液、70% 酒精、1mol/L 盐酸溶液、蒸馏水。

三、实验原理

有丝分裂（mitosis）是细胞分裂的方式之一，真核细胞通过有丝分裂增殖。

细胞生长、分裂的周期即细胞周期（cell cycle），它是指从前一次分裂结束开始到下一次分裂结束为止的过程。细胞周期又分为间期（interphase）和分裂期（mitosis phase）。间期（G_1、S、G_2 期）是细胞周期中细胞生长、新陈代谢最活跃的时期，主要表现在 DNA 合成、含量增加 1 倍，RNA 和蛋白质的持续合成，细胞体积增加。分裂期（M 期）主要是将间期合成的 DNA 均等分配到两个子细胞中去，以维持生物遗传的稳定性。在 M 期，形成由纺锤体、中心体和染色体等结构组成的临时细胞器——有丝分裂器（mitosis apparatus），它起到了平均分配染色体到两个子细胞中去的作用。根据形态学特征，可以人为地将 M 期分为前期、中期、后期和末期。

植物根尖是观察染色体的最好材料，植物根尖细胞分裂指数高，经固定染色，加以适当压片或切片，可以观察到大量处于有丝分裂过程中的染色体。

四、内容与方法

（一）观看"细胞分裂"电视录像片

（二）植物细胞有丝分裂

1. 洋葱根尖纵切片的观察　取洋葱根尖纵切片，在低倍镜下找到根尖较前端的生长点部位。此处细胞略成长方形，较小，排列紧密，染色较深。该处可见到许多处于不同分裂期的细胞。转换高倍镜观察，可见间期及有丝分裂各期的细胞。

2. 洋葱根尖压片

（1）方法1

①取材　取洋葱鳞茎，去老根，放在盛满清水的小烧杯上，待根尖长约 1～2cm 时，剪下根尖约 0.5cm，置于固定液中固定 3h，再转入 70% 酒精中，4℃冰箱保存备用。

②压片　将根尖取出，用蒸馏水洗后放入盛有少量 1mol/L HCl 的小烧杯中，并置于 60℃恒温水浴箱软化 10min，此时根尖发白变软。将根尖取出水洗后放于载玻片上，滴改良苯酚品红溶液 2 滴，染色 15～20min，盖上盖玻片，用吸水纸吸去多余染液。按住盖玻片，用铅笔橡皮头对准标本敲击（不让盖玻片移动），使细胞和染色体分散开，以便观察。

（2）方法2　取新鲜的洋葱根尖，放入已加盐酸醋酸地衣红染液的烧杯中，不断摇烧杯并于酒精灯上微微加热 2～3min，使标本固定、软化、染色。漂洗根尖后，轻轻放于载玻片上，盖上盖玻片。依上法进行压片观察。

3. 镜检　先在低倍镜下观察根尖压片，选择分裂相较多的部位，转置视野中央，再转高倍镜观察，可见间期及有丝分裂各期的细胞（图 4-1）。

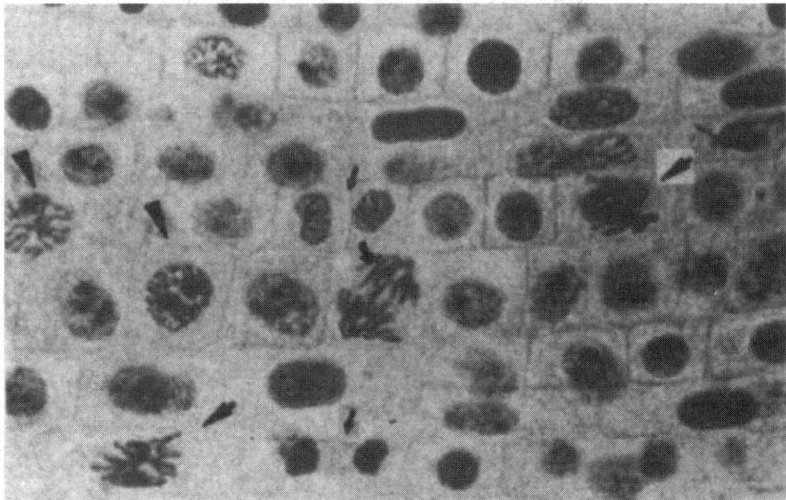

图 4-1　洋葱根尖细胞有丝分裂各期图

（1）间期（interphase）　有明显的圆形或卵圆形细胞核，细胞核内染色质呈红色并均匀分布，细胞质染色较浅或无色。细胞核中有 1～5 个呈球状核仁。

（2）前期（prophase）　主要特点是染色质凝集、核仁解体、核膜破裂、纺锤体向赤道面移动。在光镜下可看到核膨大，染色体杂乱为线状，核仁逐渐消失。

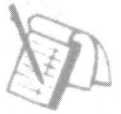

（3）中期（metaphase） 染色体达到最大程度的凝集并排列在细胞中央的赤道面上，构成赤道板。中期时的每条染色体包含有两条染色单体，从正面观察，全部染色体排列在细胞中央同一平面上，形成赤道板。从侧面观察，染色体排成一直线。

（4）后期（anaphase） 姊妹染色单体发生分离，并移向细胞的两极。在镜下观察，着丝粒纵裂为二，两条染色单体分开，形成两套染色体，分别移向细胞的两极。

（5）末期（telophase） 主要特点是子细胞核出现及胞质分裂。从镜下观察，到达两极的染色体解螺旋为染色质，细胞中部出现细胞板，并向两边延伸。当染色质构成核网时，核膜、核仁出现，细胞板伸到两边，分裂结束，形成两个子细胞。

（三）动物细胞有丝分裂

取马蛔虫子宫切片，低倍镜下观察可见子宫腔内有许多圆形或椭圆形已受精的卵。卵的最外围有一层很厚的膜性结构，为受精膜（卵壳），受精膜的染色比较浅。膜内是围卵腔，受精的卵细胞就漂浮在围卵腔中的液体中分裂。选择处于有丝分裂期的受精卵细胞，转换高倍镜仔细观察各个时期的图像。在此要注意中心体、星射线和子细胞的分裂，区别动植物细胞有丝分裂的异同点（图4－2）。

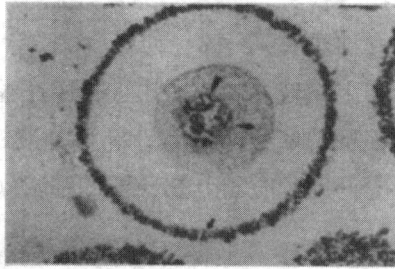

前期

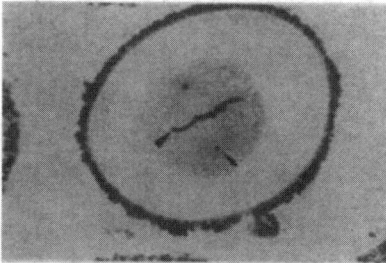

中期(侧面观)

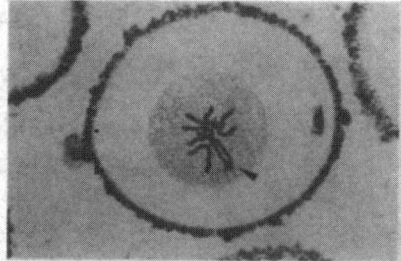

中期(极面观)

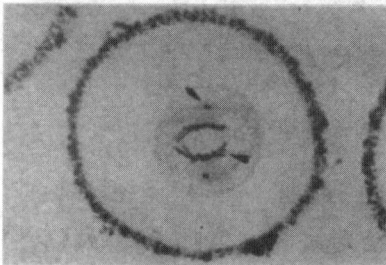

后期

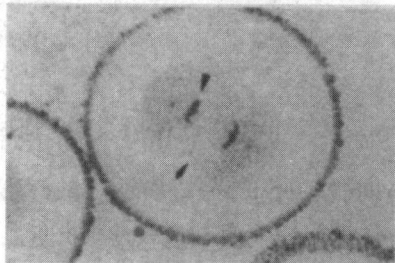

末期

图4－2 马蛔虫卵细胞有丝分裂各期图

（1）前期 细胞核膨大，染色质凝缩形成染色体，中心粒从受精卵的一侧分开向两极移动，中心粒之间形成纺锤丝，每个中心粒周围有辐射状的星射线。

（2）中期 两个中心粒已移到细胞的两极，染色体排列在赤道面上，形成赤道板。

（3）后期 着丝粒纵裂，染色单体分开形成两组相等数目的染色体，并在纺锤丝的牵引下向两极移动。在晚后期，细胞中部缢缩变细。

（4）末期 染色体解螺旋，逐渐形成染色质，核膜、核仁重新出现，纺锤体、星射线消失，最后从细胞缢缩最细的部位一分为二，形成两个子细胞。

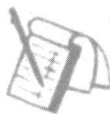

五、实验报告

绘图：绘制高倍镜下植物细胞有丝分裂前、中、后、末四个时期的图像。

六、思考题

1．动、植物细胞有丝分裂有何异同？

2．叙述植物细胞有丝分裂过程，说出各期的特点。

【附】改良苯酚品红染液配制

甲液： 碱性品红 3g 70% 乙醇 100ml

乙液： 甲液 10ml 5%苯酚水溶液 90ml

使用液：乙液 5ml 冰醋酸 6ml 37%福尔马林 6ml

（武艳群）

实验五 生殖细胞的减数分裂

一、实验目的

1．掌握小鼠睾丸组织或大葱花序减数分裂标本的制作技术。

2．熟悉减数分裂过程中各期染色体的形态特征。

二、实验原理

减数分裂是二倍体生物生殖细胞（配子）形成时的一种特殊的细胞分裂形式，其本质是 DNA 和染色体只复制一次，而细胞连续分裂两次，染色体数目由 2n 减半为 n，当雌、雄配子再经受精作用结合成合子时，又使染色体恢复为 2n，这样就保证了子代和亲代之间染色体数目的恒定，从而使物种在遗传上具有相对的稳定性；同时，在减数分裂中还包含同源染色体的配对、交换、分离以及非同源染色体的自由组合，为遗传基本规律提供了细胞学基础，又揭示了遗传重组的细胞学本质。对人类减数分裂的研究还可以阐明一些染色体畸变的根本原因。本实验采用小鼠的睾丸组织，通过睾丸细胞的体外培养以增加减数分裂相，获得减数分裂指数（分裂指数即处于分裂相的细胞占所有细胞的百分比）较高的标本。亦可用大葱花序减数分裂标本替代。

三、实验用品

1. 仪器：恒温水浴锅、37℃恒温培育箱、水平离心机、显微镜、剪刀、镊子、匀浆管、烧杯、离心管、玻璃吸管、酒精灯、试管架、染片架等。

2. 试剂：Hanks 液、RPMI1640 培养液、小牛血清、青霉素、链霉素、秋水仙素溶液（10μg/ml）、0.075mol/L KCl 溶液、甲醇、冰醋酸、改良的苯酚品红、Giemsa 染液。

3. 材料：体重为 25~30g 的小鼠、大葱花序。

四、内容与方法

1. 小鼠的睾丸组织标本制作　动物处死后，无菌条件下剥离睾丸组织，除去白膜等结构。

（2）取部分睾丸组织，加 3ml Hanks 液匀浆。静置 5min，用吸管吸取上层细胞悬浮液。0.5ml 悬浮液加入培养液小瓶，置 37℃恒温培养箱内培养 24h（注意：细胞培养时间不能太长，培养超过 24h，分裂指数将大大下降）。

（3）终止培养前 4h，加入秋水仙素（终浓度 0.2μg/ml 培养液）。

（4）收获细胞，0.075mol/L KCl 低渗处理。

（5）1000r/min 离心 8min，取沉淀。

（6）甲醇：冰醋酸（3:1）固定 30min，滴片，干燥后 Giemsa 染色、自来水冲洗，自然干燥或火焰干燥后镜检。

（7）标本观察　首先用低倍镜找到细胞分裂相较多的视野，可见有处于不同时期的细胞，找出染色较深的精原细胞有丝分裂中期的分裂相观察、记数。小白鼠染色体数目为 40（2n＝40）条，都为端着丝粒染色体。然后逐步找出减数分裂各期分裂相，用高倍镜（或油镜）仔细观察。

重点观察：第一次减数分裂前期（前期Ⅰ）的细线期、偶线期（配对时，X 染色体和 Y 染色体在一端相互靠拢，即在端部联会）、粗线期、双线期细胞；中期Ⅰ细胞的二价体；第二次减数分裂中期（中期Ⅱ）细胞的二分体；精细胞；变态的精子的形态变化。

①第一次分裂　与有丝分裂过程相似，也分为前、中、后、末 4 期。

• 前期Ⅰ：此期时间长而且变化复杂，按染色体的形态变化又分成以下 5 个分期。

细线期（leptotene）：细胞核较大，染色体细而长，其上经常有染色粒以固定的距离排列，染色体相互缠绕成一团，彼此难以分辨。核仁明显。

偶线期（zygotene）：同源染色体配对，也称联会。配对先从一端开始，在核膜的内侧，每对染色体相互靠拢，另一端仍散开，状如"花束"。联会的结果，每对染色体形成一个二价体。染色体形态仍较细长。

粗线期（pachytene）：染色体变得粗短，每一条染色体都由两条染色体单体构成，1 个二价体包含 4 条染色单体，形成四分体，共 20 个。其中一条染色体的两条染色单体间互称为姐妹染色单体，而同源染色体的染色单体间互称为非姐妹染色单体。此期同源染色体的非姐妹染色单体间有交叉现象，表明遗传物质发生了交换。

双线期（diplotene）：染色体继续缩短变粗，同源染色体开始分离，只在交叉的部位仍连在一起，但随着分离的继续，交叉逐渐端化。核仁显著变小。

终变期（diakinesis）：染色体极粗短，同源染色体更趋分离，由于四分体间交叉点的位置不同而出现"0"、"8"、"X"、"+"等各种形状。核仁、核膜消失。

● 中期 I：四分体向细胞中部集中，排列于赤道面上，纺锤体形成，染色体的着丝粒与纺锤丝相连。

● 后期 I：每个四分体分为两个二分体，各自移向细胞两极。同源染色体分开，非同源染色体自由组合。

● 末期 I：二分体移到两极后，逐渐解旋成染色质，核膜、核仁出现，分别形成两个细胞核。细胞质分裂，1 个初级精母细胞分裂成 2 个次级精母细胞。体积较小，染色体数目为原来的一半。

②第二次分裂　同有丝分裂过程，最后形成 4 个精细胞。分裂相较小，分裂是以二分体为单位进行的。

● 前期 II：时间很短或缺如。

● 中期 II：各二分体排列在赤道面上。

● 后期 II：染色体（二分体）的着丝粒分裂为二，姐妹染色单体分开，形成两个单分体分别移向两极。

● 末期 II：移向两极的染色体分别形成两个子细胞核，每个核中含有 n（n = 20）个单分体，这样的细胞再经过变形，发育成为精子。

2. 大葱花序花粉母细胞（小孢子母细胞）的标本制作　大葱花序雄蕊花药的表皮下细胞发育成孢原细胞，孢原细胞经过有丝分裂形成小孢子母细胞，小孢子母细胞经过两次减数分裂，形成四个小孢子（花粉粒）。

（1）取材　4～5 月份，上午采集刚现蕾的大葱花序，置于甲醇∶冰醋酸（3∶1）固定液中固定。若长时间保存，可把固定好的标本放于 70% 的酒精∶甘油（1∶1）保存液中，4℃冰箱保存。

（2）制作标本（压片）　剥开大葱花序外苞，在花序上、中、下部位分别取小花 1～2 朵，取下雄蕊花药置于载玻片上，加 1～2 滴改良的苯酚品红（或醋酸地衣红；或醋酸洋红均可）染液。用解剖针细心拨开花药，将细胞挤出，弃掉花药壁。染色 4～5min 后，加上盖玻片，上面覆盖 1～2 层吸水纸，左手食指和中指按在盖玻片边缘，防止盖玻片滑动，右手用铅笔的橡皮头在盖玻片上扣压，反复几次，使细胞和染色体铺展开。去掉吸水纸，镜检。

（3）观察　先在低倍镜下找到成熟的花粉母细胞（细胞壁较厚），再转换高倍镜、油镜，仔细观察处于减数分裂各分期的细胞。减数分裂完成后形成的 4 个

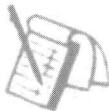

小孢子称为四分孢子，即花粉粒。

五、实验报告

绘图：绘生殖细胞前期Ⅰ的各分期及中期Ⅰ、中期Ⅱ、后期Ⅱ的细胞图像。

六、思考题

1. 精卵细胞的形成过程有何异同？
2. 减数分裂对物种的延续有何意义？

【附】1. 试剂的配制

（1）Hanks 液配制

A液：$Na_2HPO_4 \cdot 2H_2O$ 0.6g、KH_2PO_4 0.6g、$MgSO_4 \cdot 7H_2O$ 2.0g、KCl 4.0g、NaCl 80 溶解于900ml 三蒸馏水中。

B液：$CaCl_2 \cdot H_2O$ 1.4g 溶解于100ml 三蒸馏水，使用时10倍稀释，加入1%酚红（1000ml Hanks 稀释液加2ml 酚红），高温高压灭菌。

（2）细胞生长培养液配制 RPMI1640 0.5ml（抽滤灭菌）、小牛血清 0.5ml、青霉素 100IU/ml、链霉素 100IU/ml，用 5mol/L $NaHCO_3$ 液（或 0.1ml/L HCl）调节培养液的 pH 值至 7.2～7.4，装入 10ml 链霉素小瓶内。

（3）染液配制

①醋酸地衣红染液 地衣红（orciene）2g + 冰醋酸 45ml；温育溶解。蒸馏水 55ml 与上液混合。配好后，用前过滤。

②醋酸洋红染液 胭脂红粉（carmine）1g；与 45% 醋酸 100ml 混合煮沸后，立即停火，冷却后过滤即成。

③改良的苯酚品红染液

A液： 碱性品红	3 g	70% 乙醇	100ml
B液： A液	10ml	5% 苯酚水溶液	90ml
工作液：B液	5 ml	冰醋酸 6 ml	37% 福尔马林 6 ml

2. 大葱花粉母细胞减数分裂各期照片

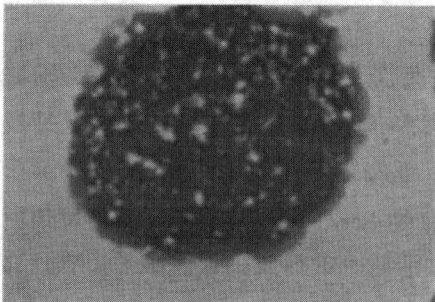

A. 毡绒层细胞

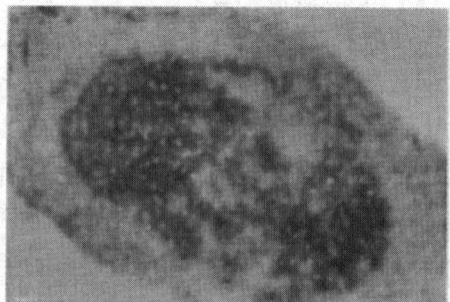

B. 囊壁细胞

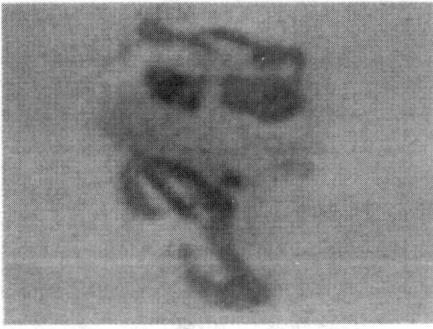

C. 囊壁细胞

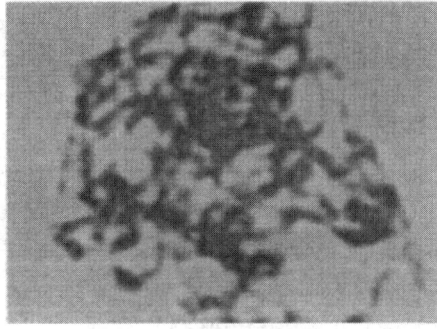

D. 细线期

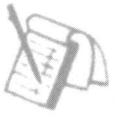
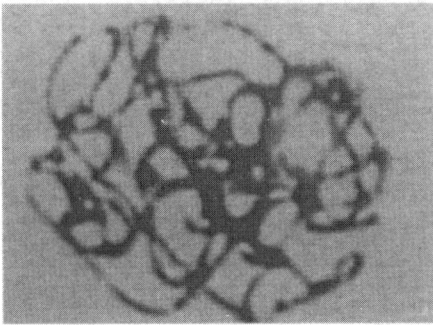

E. 偶线期

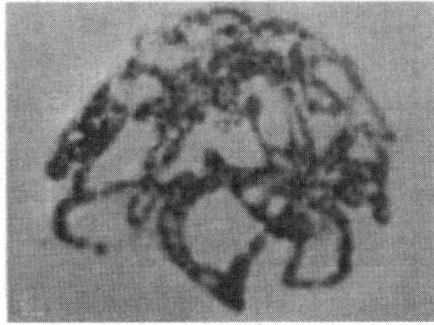

F. 粗线期

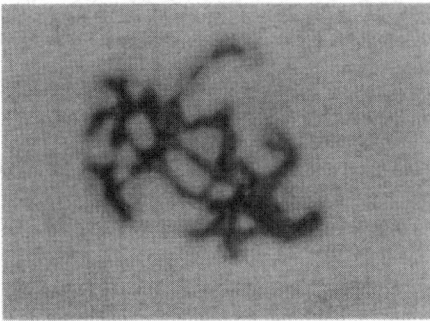

G. 双线期（1）

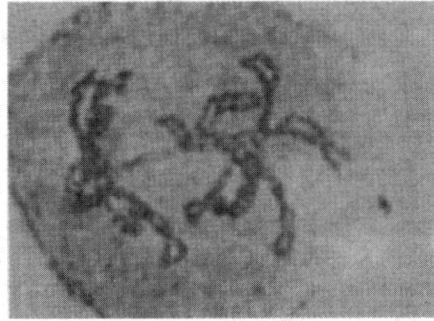

H. 双线期（2）

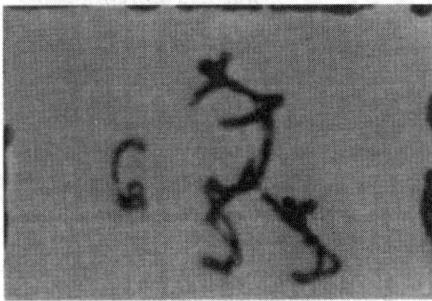

I. 终变期（1）

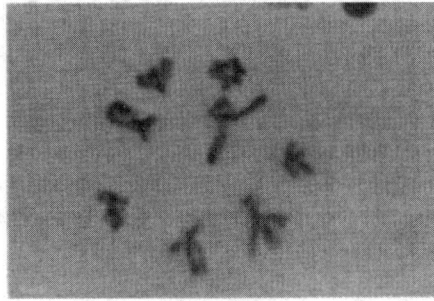

J. 终变期（2）

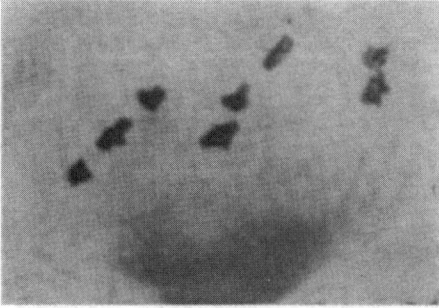

K. 终变期（3）

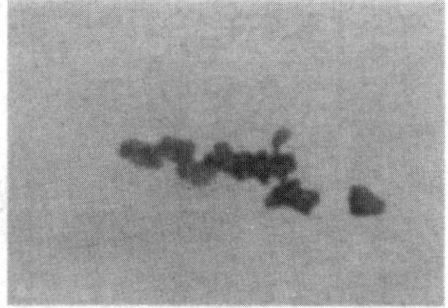

L. 中期

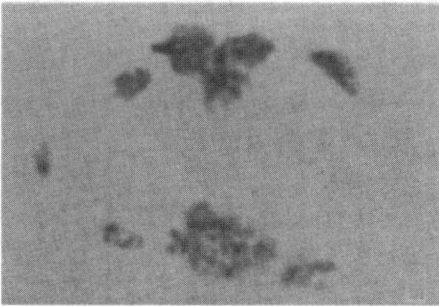

M. 后期 I

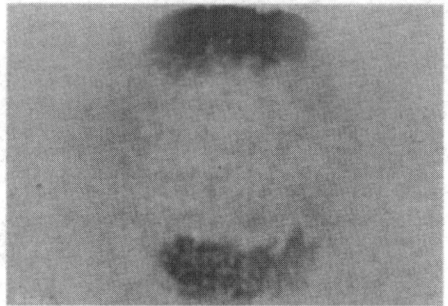

N. 末期 I（1）

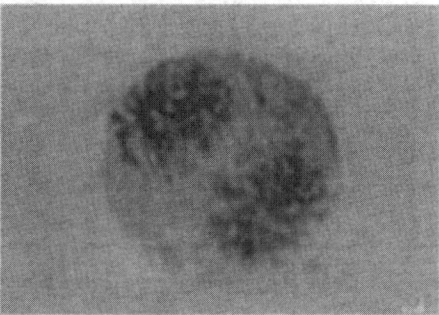

O. 末期 I（2）

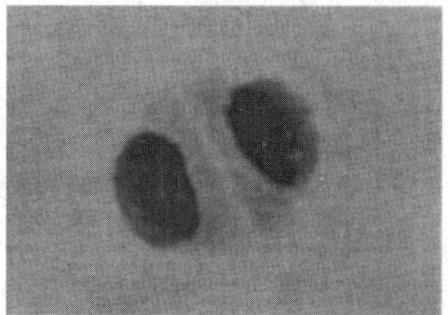

P. 二分体

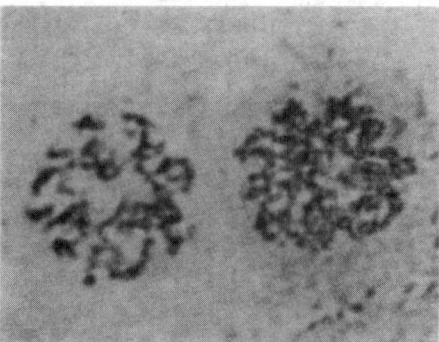

Q. 前期 II

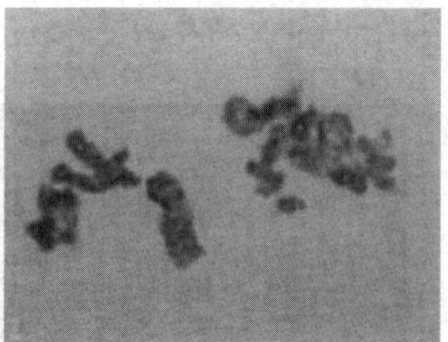

R. 中期 II（1）

记 录

S. 中期Ⅱ（2）　　　　　　　　T. 后期Ⅱ

U. 末期Ⅱ　　　　　　　　V. 四分体

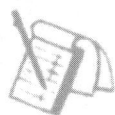

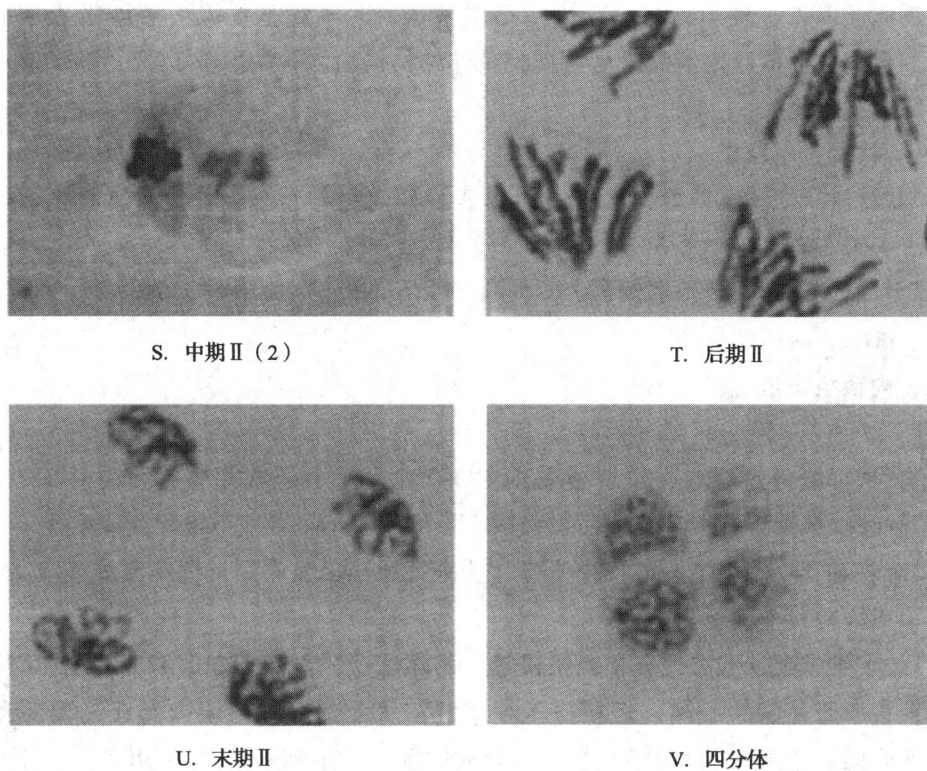

图 5－1　大葱花粉母细胞减数分裂各期照片

（田现书）

实验六　小鼠骨髓细胞染色体标本的制备

一、目的要求
掌握小鼠骨髓细胞染色体标本的制作方法，认识染色体研究的意义。

二、实验原理
染色体是遗传物质的载体，是染色质高度螺旋化凝集的形式。中期染色体凝集程度最高，因而观察染色体的形态和数目一般选择中期分裂相。

动物的任何组织，只要其细胞处于增殖状态，或者经各种处理后细胞进入增殖状态，这些组织均可用于染色体分析，如皮肤、肠上皮、骨髓、各种淋巴结、胸腺和性腺（特别是睾丸）等都可用于细胞染色体的研究。骨髓细胞分裂能力强，易获得分裂相，且操作方法简便，所以是研究动物细胞有丝分裂的较好材料。最好从幼小的哺乳动物或小鸟的大腿骨抽取细胞分裂频率较高的骨髓。

染色体标本制作方法基本上分为三种：即切片法、压片法和低渗法。

标本制作过程，大致可分为四个步骤：即收集标本、培养细胞、制作标本、核型分析及结果的讨论。

本次实验以骨髓细胞为材料，采用低渗法制片。细胞在低渗溶液中吸水膨胀后，有利于染色体分散；固定液处理后可使染色体结构清晰，从而便于观察和分析。

三、实验用品

1. 材料：小白鼠。

2. 器材：搪瓷盘、剪刀、镊子、注射器、刻度离心管、吸管、离心机、水浴箱、载玻片、天平。

3. 试剂：0.005% 秋水仙素、0.075mol/L KCl 低渗液、甲醇、冰醋酸、10% Giemsa 染色液、pH7.2 磷酸缓冲液。

四、内容与方法

（一）方法一

1. 秋水仙素处理　在抽取骨髓前 3～4h，每只小鼠从背部皮下注射 0.3～1.0ml 0.005% 的秋水仙素溶液。具体注射量根据小鼠的大小，可在上下限之间变化。

2. 取骨髓　用乙醚麻醉或损伤脊髓方法处死小鼠，将小鼠固定于蜡盘上，打开腹腔，取出大腿骨及上臂骨。

3. 收集细胞及低渗处理　把每根骨骼的两端切开，将盛有 0.075mol/L KCl 的注射器的针头插入骨骼的一端，轻轻挤压注射液，从骨髓的另一端慢慢地滴出骨髓细胞，将滴出的骨髓滴在干净的载玻片上，再用细棒展平，如果密度过大，可再滴几滴低渗溶液，将其分散在几张玻片上（低渗处理于 37℃ 进行 10min，这一步要放在一个密闭的容器内，以防水分蒸发）。

4. 固定　用乙醇和冰醋酸（3:1）固定液固定 20min。

5. 染色　用 Giemsa 染液染色 30～60min 即可。

6. 镜检　冲洗干净即可进行镜检。

（二）方法二

1. 用秋水仙素处理材料，然后取材，获得大腿骨及上臂骨。

2. 收集细胞　用 0.9% NaCl 溶液反复冲洗骨髓细胞于刻度离心管中，至骨髓发白为止。然后将收集的细胞用 1000r/min 速度离心 5～10min。

3. 低渗处理　离心后，弃去上清液，加入 0.075mol/L KCl 溶液 5～8ml，立即用吸管轻轻吹打混匀，置 37℃ 恒温水浴箱中静置 20～30min。

4. 固定　低渗处理后的细胞 1000r/min 离心 10min，弃去上清液，加入固定液（甲醇:冰醋酸 =3:1）约 5ml（视细胞量而定），固定 20～30min；离心弃去上清液，再加入固定液进行固定，再次离心并弃去上清液，随后加入几滴甲醇:冰醋酸（1:1）固定液，立即摇匀制成悬液。

5. 滴片　取预先在冰水中预冷的载玻片，用吸管吸取细胞悬液，使吸管口距离载玻片 50cm 左右，与载玻片成垂直方向将细胞悬液滴于玻片的中央部位，此时可看到细胞向外扩散，立即用嘴轻轻吹一下以利于细胞的分散，然后让其自然干燥。

6. 染色　采用扣染的方法，即将有标本的一面向下，反扣于染色盘上，然后将 Giemsa 染液慢慢滴加入盘中，染 30min 左右即可。取出片子，自来水冲洗，自然干燥后观察。

7. 镜检　按低倍镜到高倍镜和油镜的顺序，选择染色体分散好、形态好的分裂相认真观察。小白鼠细胞的染色体全部为端着丝粒染色体，呈"U"形，2n=40。X 染色体大小介于 5~6 号染色体之间，Y 染色体最小（图 6-1）。

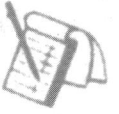

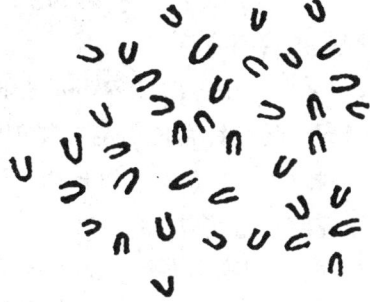

图 6-1　小鼠骨髓细胞中期染色体

五、实验报告
绘图：绘出小白鼠细胞的中期分裂相染色体图。

六、思考题
1. 本实验中秋水仙素和 0.075mol/L KCl 低渗液各起什么作用？
2. 每次离心后弃去上清液时应注意什么？

【附】试剂的配制
参看实验七。

（田现书）

实验七　人类外周血淋巴细胞染色体标本制备

一、目的要求
1. 熟悉人外周血淋巴细胞的培养方法。
2. 掌握人类染色体标本的制备技术。

二、实验用品
1. 材料：人静脉血。
2. 器材：超净工作台、显微镜、培养箱、冰箱、离心机、恒温水浴箱、2.5ml 一次性注射器、吸管、试管架、载玻片、量筒、酒精灯、试剂瓶、镊子、消毒用棉球、研钵、刻度离心管。
3. 试剂：外周血细胞培养液、PHA 溶液、秋水仙素液、肝素溶液、0.075mol/L KCl 低渗液、磷酸缓冲液、Giemsa 原液、Giemsa 染液、固定液、二甲苯、香柏油。

三、实验原理
外周血在细胞生长刺激因子——植物凝集素（PHA）作用下，37℃、72h 培养，可获得大量分裂细胞，然后加入秋水仙素使分裂的细胞停止于分裂中期，以便染色体的观察；再经低渗膨胀细胞，减少染色体间的相互缠绕和重叠，最后用甲醇和冰醋酸将细胞固定于载玻片上，在显微镜下观察染色体的结构和数量。正常男性的染色体核型为 44 条常染色体加性染色体 X 和 Y，检查报告中用 46，XY 来表示。正常女性的常染色体与男性相同，性染色体为 2 条 X，用 46，XX 表示。46 表示染色体的总数目，大于或小于 46 都属于染色体数目异常。

四、内容与方法

1. 采血 用一次性 2.5ml 注射器抽取少许肝素溶液以湿润针管，无菌抽取静脉血 1.5~2ml，转动针管使血与抗凝剂混匀，等待接种。

2. 接种 在超净工作台内，每瓶细胞培养液 5ml 加 0.3ml 左右全血，摇匀后在 37℃ 培养箱静置培养 68~72h。

3. 收获细胞 在终止培养前 1~4h 加入秋水仙素液 20μl。

4. 制片

（1）将细胞悬液转入 10ml 刻度离心管，室温 1500r/min 离心 10min，吸去上清液，留约 0.5ml。

（2）沿壁管缓慢加入 37℃ 预温的 0.075mol/L KCl 溶液至 6ml，轻轻混匀细胞，在 37℃ 水浴箱中低渗 35min。

（3）预固定 在上述细胞悬液中加入新配制的固定液 0.5~1ml，混匀后固定 3~5min，以 1500r/min 离心 10min，弃去上清液，留约 0.5ml。

（4）根据细胞的多少缓慢加入固定液 2~6ml，固定 20min，再以 1500r/min 离心 10min，弃去上清液。

（5）根据细胞的多少缓慢加入固定液 2~6ml，以 1500r/min 离心 10min，弃去上清液（重复 1 次）。

（6）弃去上清液，留约 0.1ml，再加入固定液至 0.2ml，混匀制成细胞悬液（呈稀牛奶状），滴片。可得满意的染色体标本。

（7）玻片标本自然晾干 24h，用 Giemsa 染液扣染 30min，蒸馏水冲洗，晾干，备用。

五、思考题

简述人类外周血淋巴细胞染色体制备的原理及制片应注意的事项。

【附】试剂配制

（1）外周血细胞培养液

RPMI1640   4ml

小牛血清   1ml

PHA（植物血凝素）1% 浓度溶液   0.2~0.3ml

双抗（青、链霉素）100 单位/ml   0.1ml

（2）PHA 溶液   取上海产安瓿粉剂 PHA 1 支（10mg），溶于 2ml 无菌生理盐水中，使用时培养液中 PHA 的浓度达到 150~200μg/ml。

（3）秋水仙素液　用分析天平称取秋水仙素 5mg 溶于 100ml 0.85% 的 NaCl 中，配制成 50μg/ml 的液体，置于 4℃冰箱中保存。

（4）肝素溶液　取安瓿装肝素注射液 1 支，用 25ml 无菌生理盐水稀释，装入小瓶待用。

（5）0.075mol/L KCl 低渗液　称取 5.59g KCl 溶于 1000ml 蒸馏水中即成。

（6）磷酸缓冲液

甲液：磷酸二氢钾（KH_2PO_4）4.539g 加蒸馏水至 500ml。

乙液：磷酸氢二钠（$Na_2HPO_4 \cdot 12H_2O$）11.9g 加蒸馏水至 500ml。

磷酸缓冲液：用时将甲液 11.15ml 和乙液 38.85ml 混匀配成 pH 7.3 缓冲液（现配现用）。

（7）Giemsa 原液　称取 Giemsa 粉 0.8g，量取甘油 50ml，先以少量甘油在研钵内将 Giemsa 粉研磨成无颗粒的糊状，再将剩余的甘油全部加入，混匀后，以甲醇 50ml 将其转移致棕色试剂瓶中，置 60℃温箱中 2h，并不时摇动试剂瓶。

（8）Giemsa 染液　用 Giemsa 原液与新配成的磷酸缓冲液（pH7.2）以 1:9 配成 Giemsa 染液（现配现用）。

（9）固定液　用 3 份甲醇和 1 份冰醋酸混合而成（现配现用）。

（耿嘉正）

实验八　人类染色体的观察及核型分析

一、目的要求

1. 掌握人类染色体的形态结构及其特征。

2. 熟悉人类染色体核型分析方法。

3. 了解人外周血淋巴细胞姐妹染色单体交换（SCE）标本的制备过程。

二、实验用品

1. 材料：正常人的外周血染色体玻片标本，正常人染色体照片，人外周血染色体畸变玻片标本或照片，姐妹染色单体交换玻片标本或照片。

2. 器材：显微镜、剪子、镊子、糨糊、香柏油、擦镜纸、直尺。

三、内容与方法

1. 正常人染色体制片的观察　有丝分裂中期染色体结构典型，每条中期染色体都由两条染色单体组成，它们各包含一条 DNA 双螺旋，两条单体仅在着丝粒处相连。由着丝粒向两端延伸的部分为染色体臂，短的为短臂（p），长的为长臂（q）（图 8-1）。根据着丝粒位置的不同，人类染色体可分为以下三种类型（图 8-2）：

中央着丝粒染色体：着丝粒位于染色体长轴的 1/2~5/8 处。

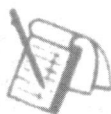

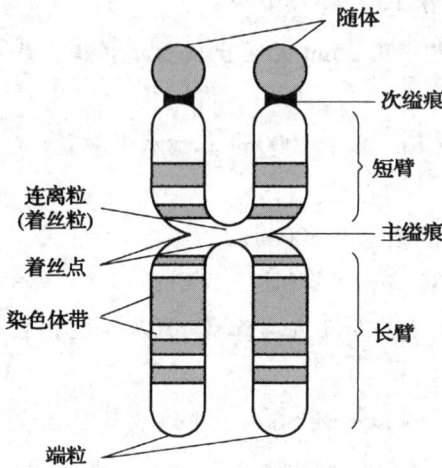

图 8 - 1　中期染色体的形态特征

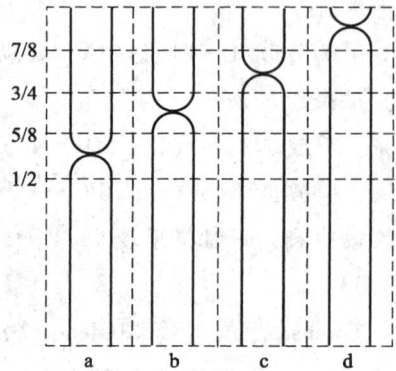

图 8 - 2　人类染色体的类型

a. 中央着丝粒染色体；b，c. 亚中着丝
粒染色体；d. 近端着丝粒染色体

亚中着丝粒染色体：着丝粒位于染色体长轴的 5/8 ~ 7/8 处。

近端着丝粒染色体：着丝粒位于染色体长轴的 7/8 区内。

正常人体细胞中包含 46 条染色体，配成 23 对，其中 1 ~ 22 号是男女所共有的，称为常染色体（autosome）。另外一对与性别有关，称为性染色体（sex chromosome），男性有一条 X（X chromosome）染色体和一条 Y 染色体（Y chromosome），女性有两条 X 染色体。

取一张外周血淋巴细胞染色体玻片标本，先在低倍镜下选择分散良好、长度适中、结构清晰的分裂相，然后转换油镜仔细观察。

计数前先按染色体自然图形大致划分几个区域，数出各区染色体的数目，加在一起求出染色体的总数。然后仔细观察染色体的基本形态结构。

观察 1 ~ 2 个中期分裂细胞，计数细胞中是否为 46 条染色体。

2. 正常人核型分析　一个体细胞中全套染色体构成了该细胞的核型。而将一个体细胞的全套染色体按形态、大小、着丝粒位置进行配对、分组、排列，确定其是否与正常核型一致，称为核型分析。

人类染色体根据下列特征，分为 A、B、C、D、E、F、G 七个组。

（1）A 组（1 ~ 3 号）

1 号：最大，具中央着丝粒，长臂近着丝粒处有时可见次缢痕。

2 号：最大的亚中着丝粒染色体。

3 号：为次大的中央着丝粒染色体。

（2）B 组（4 ~ 5 号）　体积较大，为亚中着丝粒染色体，但这两对染色体的短臂相对较短，因此易与 A、C 组的染色体相互区分，但两对之间不易识别。

（3）C组（6～12号和X）　均为中等大小的亚中着丝粒染色体，各相邻序号的染色体较难区分。相对来说，第6、7、8、11号染色体和X染色体的着丝粒略靠近中央，短臂相对较长，而9、10、12号染色体的短臂则相对较短。9号染色体长臂常有次缢痕。X染色体大小介于7号和8号之间。

（4）D组（13～15号）　中等大小，为最大的近端着丝粒染色体，短臂末端有随体。组内可按大小顺序排列，但难以准确互相鉴别。

（5）E组（16～18号）

16号：为较小的中央着丝粒染色体，长臂近侧有时有次缢痕。

17号：小的亚中着丝粒染色体。

18号：小的亚中着丝粒染色体，短臂较短，因而可与17号区别。

（6）F组（19～20号）　为最小的中央着丝粒染色体，易与其他组区分，但组内不易相互区别。

（7）G组（21～22号和Y）　最小的近端着丝粒染色体。

21号和22号染色体短臂常有随体，长臂都呈分叉状。作为丹佛原则的唯一例外，22号染色体大于21号。因为在此之前，先天愚型患者额外的一条染色体已被定为21号，而且已为大家广泛接受的缘故。

Y染色体通常略大于21号和22号，染色较深，短臂末端无随体，长臂常平行并拢。易与G组的其他染色体区别。

每人取一张正常人染色体核型照片，剪贴前首先数清细胞的染色体数目，然后根据G组染色体的数目判断核型的性别，若是4条则为女性，若是5条则是男性。

剪贴时按大小顺序用铅笔在染色体旁编号，将染色体逐个剪下，分别以组、号顺序排列，贴在报告纸上，粘贴时注意短臂朝上，长臂朝下。一般先剪贴A组、B组、D组、E组、F组和G组，因为C组中各号染色体之间识别困难，所以放在最后剪贴。（图8-3）。

剪贴后，可进一步用相对长度和着丝粒指数，参考表8-1的数值验证剪贴是否正确。

相对长度：指单个染色体的长度与单倍常染色体加X染色体的总长度之比，以百分数表示。

$$相对长度 = \frac{每条染色体长度}{单倍常染色体的总长度 + X} \times 100\%$$

着丝粒指数（centromere index）：指短臂占整个染色体长度的比率，它决定着着丝粒的相对位置。

$$着丝粒指数 = \frac{短臂长度}{染色体全长} \times 100\%$$

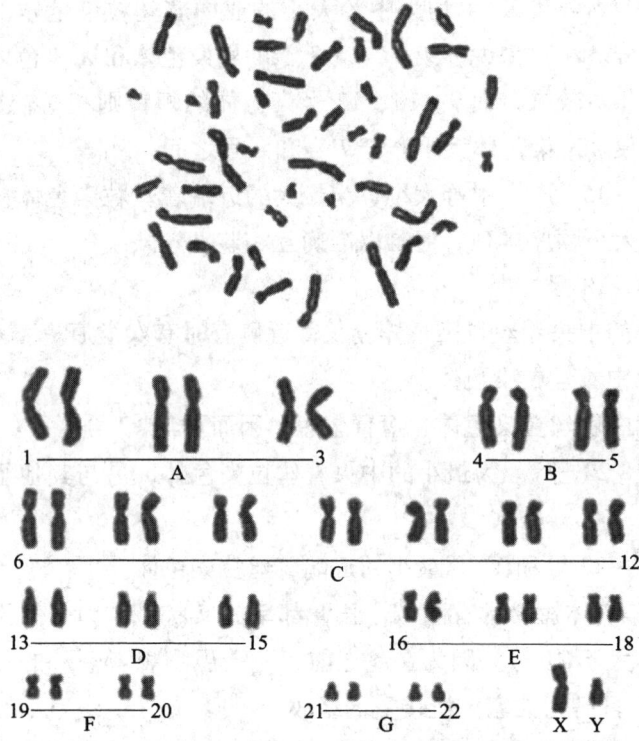

a.男性核型

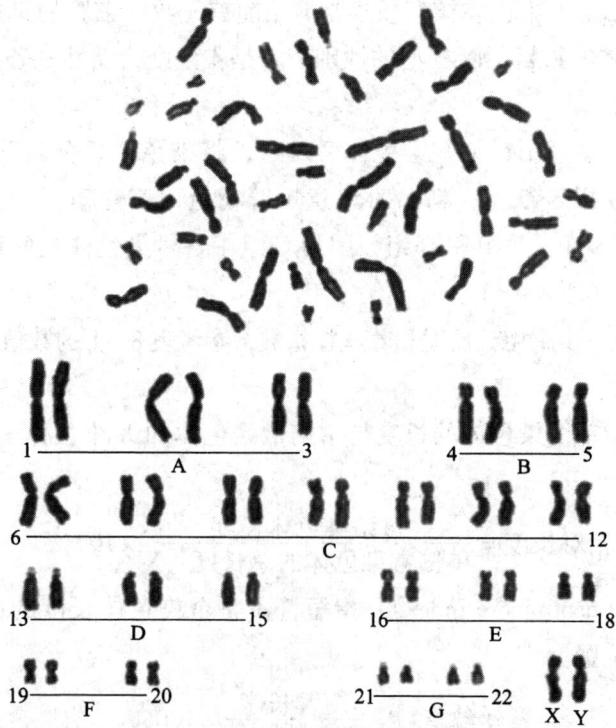

b.女性核型

图 8-3　正常人非显带核型

表 8 - 1　染色体相对长度和着丝粒指数

染色体号	相对长度 （以单倍常染色体加 X 染色体 的总长度的百分数表示）	着丝粒指数 （短臂长度除以染 色体全长 ×100）
1	9. 11 ± 0. 53	48. 6 ± 2. 60
2	8. 61 ± 0. 41	39. 8 ± 2. 6
3	6. 97 ± 0. 36	47. 3 ± 2. 1
4	6. 49 ± 0. 32	27. 8 ± 3. 3
5	6. 21 ± 0. 50	26. 8 ± 2. 6
6	6. 07 ± 0. 44	37. 9 ± 2. 5
7	5. 43 ± 0. 47	37. 0 ± 4. 2
X	5. 16 ± 0. 24	37. 5 ± 2. 7
8	4. 94 ± 0. 28	32. 8 ± 2. 8
9	4. 78 ± 0. 39	32. 7 ± 4. 1
10	4. 80 ± 0. 58	32. 3 ± 2. 9
11	4. 82 ± 0. 30	40. 5 ± 3. 3
12	4. 50 ± 0. 26	27. 4 ± 4. 0
13	3. 87 ± 0. 26	16. 6 ± 3. 6
14	3. 74 ± 0. 23	18. 4 ± 3. 9
15	3. 30 ± 0. 25	17. 6 ± 4. 6
16	3. 14 ± 0. 55	42. 5 ± 5. 6
17	2. 97 ± 3. 30	31. 9 ± 3. 3
18	2. 78 ± 0. 18	26. 6 ± 4. 2
19	2. 46 ± 0. 31	44. 9 ± 4. 0
20	2. 25 ± 0. 24	45. 6 ± 2. 5
21	1. 70 ± 0. 32	28. 6 ± 5. 0
22	1. 80 ± 0. 26	28. 2 ± 6. 5
Y	2. 21 ± 0. 30	23. 1 ± 5. 1

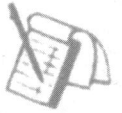

记 录

3. 染色体畸变的观察

（1）染色体数目畸变的观察　取亚二倍体和超二倍体玻片标本或照片，观察染色体数目是多少？辨认缺少或多出了哪条染色体？

（2）染色体结构畸变的观察

①染色体断裂和断片　一个染色体的两条染色单体的同一座位上出现间断，其断裂的长度大于染色单体的宽度时称为断裂。断裂后的片段离开原位成为断片。

②微小体　染色体片段小于染色单体的宽度。

③双着丝粒染色体　是具有两个着丝粒的染色体。

④染色单体断裂　一条染色单体上有间断。

⑤染色单体缺失　一条染色单体上的某一节段缺失。

⑥三射体和四射体　在两条染色体的染色单体之间断裂后互换重接而成。

观察染色体畸变玻片标本或照片。

（3）姐妹染色单体交换（SCE）　指某一染色体的两条染色单体之间同源节段的交换（图8-4）。

观察姐妹染色单体中期分裂相玻片标本或照片，按SCE计数方法计数。

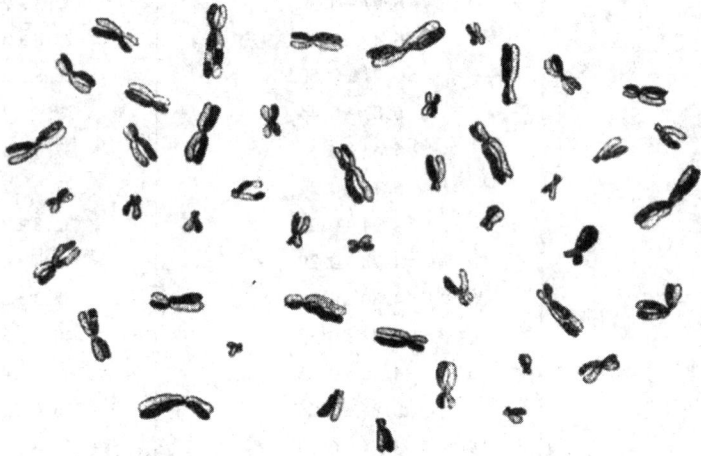

图8-4　姐妹染色单体分化染色和姐妹染色单体交换（SCE）

四、实验报告

每人剪贴分析一个正常人的核型［说明：学生剪贴用染色体（常规）照片在实验报告部分］。

五、思考题

染色体畸变与基因突变有何不同？在光镜下能看到基因突变引起的染色体形态上的改变吗？

【附】姐妹染色单体交换标本的制备

1. 血细胞培养：按常规方法培养人外周血标本。在培养24h后，加入5-溴脱氧尿嘧啶（BrdU），使其终浓度为10~15μg/ml，摇匀后立即放回37℃温箱，避光继续培养48h。终止培养前4h加入秋水仙素使最终浓度为0.2~0.4μg/ml。

2. 按常规方法收获细胞及制片（参考实验七）。

3. 分化（或差别）染色

（1）紫外线照射法　将标本置37℃温箱中干燥24h，然后正面朝上放入底部放有小玻棒的培养皿中，向标本上滴加2×SSC溶液，使玻片表面被一层溶液覆盖。同时，向培养皿中加入适量的这种溶液，使溶液刚好浸在玻片底面。在玻片上面盖一张长条形擦镜纸，把标本置水浴箱（72~75℃）的平板上，15~20W的紫外灯下约5cm处垂直照射20min。照射后用蒸馏水冲掉2×SSC溶液，1:10Giemsa染液中染色10min，自来水冲洗，晾干后即成 SCE 标本。

（2）**热盐法**　将标本置于 37℃ 温箱中干燥 24h，取出后放入 1.0mol/L NaH$_2$PO$_4$ 溶液（pH 8.0）内。在 80～82℃ 水浴箱中，处理 10min，取出后在蒸馏水中轻轻漂洗 2～3 次。然后放入 1:10 Giemsa 染液中染色 10min，自来水冲洗，待干后镜检。

4. **SCE 计数**　选择 Brdu 掺入后经过两个细胞周期，含有 46 条染色体，染色体分散良好（分裂相中的每条染色体都出现姐妹染色单体分化染色）的分裂相，进行 SCE 计数。计数时，若染色体臂的一端出现交换计 1 次；中部出现交换计 2 次；着丝粒处发生交换（应排除染色体在该区发生扭转）计 1 次。每份标本至少计数 25 个分裂相，再计算 SCE 频率。

（关　晶）

实验九　人类染色体 G 显带技术

一、目的要求

1. 掌握染色体 G 显带的技术和方法。
2. 熟练分析人类染色体显带核型。

二、实验原理

1. **染色体显带技术及类型**　对于非显带的染色体标本，虽然可以根据染色体的大致特征（大小、着丝粒位置）虽可较准确地识别出 1、2、3、16、17、18 和 Y 染色体，但却难以准确地鉴别其他大多数染色体。1968 年瑞典细胞化学家卡斯柏逊（Caspersson）等应用荧光染料氮芥喹吖因（quinacrine mustard）处理染色体标本，发现在荧光显微镜下每条染色体沿其长轴出现一条条宽度和亮度不同的横纹，即荧光带。而且各条染色体都有其独特的带型。借助于横纹，可以清晰地鉴别人类的每一条染色体。显带技术不仅解决了染色体的识别问题，而且由于在染色体上能区别许多区和带，还为深入研究染色体的异常和基因定位提供了有效手段。

用喹吖因显示出的带纹称 Q 带。在 Q 显带方法建立不久，人们又发现将染色体标本先用胰酶等处理后，再用吉姆萨染液染色，也可显示出与 Q 带类似的带纹。Q 显带显示为亮带的相应部分，被吉姆萨染成深带，而 Q 带显示为暗带的相应部分则被吉姆萨染成浅带。这种显带技术即称 G 显带（G band）。如用盐溶液预处理标本后再用吉姆萨染色，还可得到与 G 带明暗相反的 R 带（reverse band）。其他一些显带技术还可专门显示着丝粒、次缢痕等结构性异染色质（C 带）、端粒（T 带）和核仁组织区（N 带）等。

关于 G 显带的机制目前尚不十分清楚。主要有三种观点：①在胰酶的作用下，蛋白质不均匀丢失形成 G 带。在染色体上的蛋白质经处理而丢失后，这些区域呈现浅染（浅带），而染色体上蛋白质与 DNA 结合牢固的区域，由于蛋白质丢

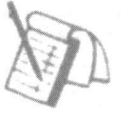

记　录

失少呈现深染（深带）。②染色体经蛋白酶消化后，核蛋白被破坏，这些区域裸露的DNA分子的磷酸基团能与吉姆萨染料中的噻嗪分子结合而使染色体着色。③染色体上A—T 和 C—G 碱基对的含量和分布不同，也与染色体上深浅带的形成有关。A—T 碱基对较多的区域，易与吉姆萨染料结合而成深色带；C—G 碱基对较多的区域则浅染。这些都有待于进一步探讨。

2. G 显带染色体的识别　在描述 G 带带型时，深带（阳性带）指吉姆萨着色的带纹，浅带（阴性带）则是不着色或基本不着色的带纹。为了说明着色强度，采用了"浓"、"淡"等词。此外，还常用近侧、远侧、近侧段、中段和远侧段等词来指示带的位置。这里所谓远、近、中皆指距着丝粒而言。

以下是显示 320 条带左右的分裂相中 G 带的带型和识别要点，供参考。

1 号染色体

短臂　近侧 1/2 有两条宽阔和浓染的深带，远侧有 3～4 条淡染的深带。此臂分三个区，近侧的第 1 条深带为 2 区 1 带；第 2 条深带为 3 区 1 带。

长臂　有 5 条深带，中央的一条最宽最深。次缢痕紧贴着丝粒。此臂分为 4 个区，次缢痕远侧的浅带为 2 区 1 带，中间的深带为 3 区 1 带。

2 号染色体

短臂　可见 4 条深带，此臂分为 2 个区，中段两条带之间的浅带为 2 区 1 带。

长臂　有 6～8 条深带。此臂分为 3 个区，第 2 和第 3 深带之间的浅带为 2 区 1 带；第 4 和第 5 深带之间的浅带为 3 区 1 带。

3 号染色体　短臂和长臂中部色浅是 3 号染色体的特点。

短臂　近侧有 2 条深带，远侧有 3 条深带。此臂分为 2 个区，中段浅带为 2 区 1 带。

长臂　一般在近侧和远侧各有 1 条较宽的深带，在显带较好的标本上，近侧段的深带可分为 2 条深带，远侧段的深带可分为 3 条深带。此臂分为 2 个区，中段浅带为 2 区 1 带。

4 号染色体

短臂　有 2 条深带。短臂只有 1 个区。

长臂　有均匀分布的 4 条深带，在较好的标本上还可分出更多的带纹。此臂分为 3 个区，近侧段二深带之间的浅带为 3 区 1 带。

5 号染色体

短臂　可见 2 条深带，其远侧的深带宽而浓染，此臂只有 1 个区。

长臂　近侧段有 2 条深带，染色较浅，有时不明显，中段可见 3 条深带，远段可见 2 条深带。此臂分为 3 个区，中段第 2 深带为 2 区 1 带；中段深带与远侧段之间的宽阔浅带为 3 区 1 带。

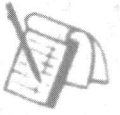

记 录

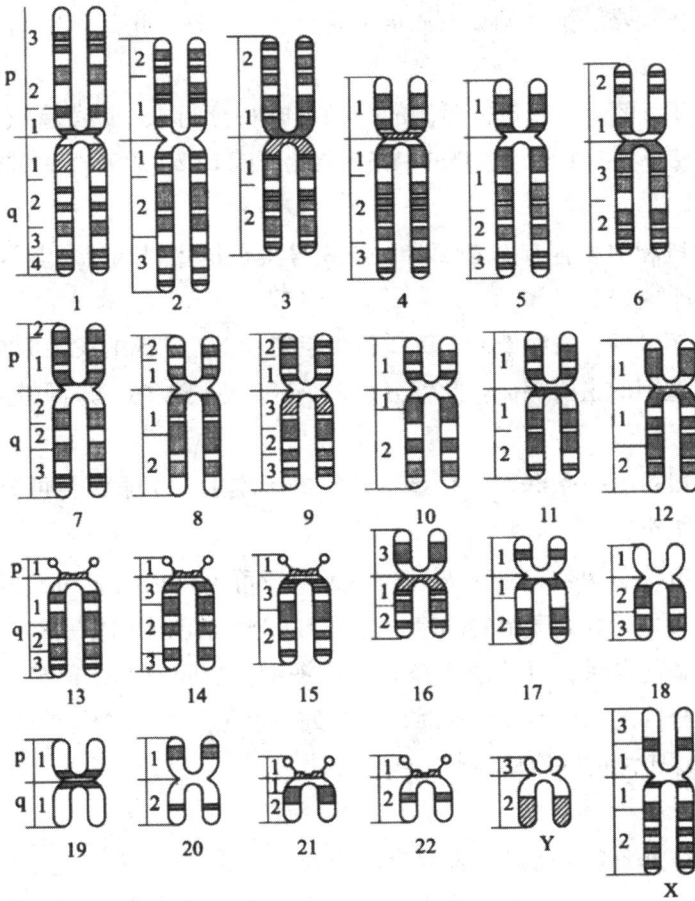

图 9-1　正常人体细胞的显带核型模式图

6 号染色体

短臂　中段有一明显宽阔的浅带，远侧和近侧各有一条深带，近侧深带紧贴着丝粒。此臂可分为 2 个区，中段明显而宽阔的浅带为 2 区 1 带。

长臂　有 6 条深带，近侧的一条紧贴着丝粒。此臂分为 2 个区，第 2 和第 3 深带之间的浅带为 2 区 1 带。

7 号染色体

短臂　有 3 条深带。此臂分为 2 个区，远侧段的浅带为 1 区 1 带。

长臂　有 3 条明显的深带，远侧一条色较浅，且可分为 2 条。此臂分为 3 个区，近侧第 1 条深带为 2 区 1 带，中段的第 2 深带为 3 区 1 带。

8 号染色体

短臂　有 2 条深带，中段是一明显的浅带，这是与 10 号染色体鉴别的主要特征。此臂分 2 个区，中段浅带为 2 区 1 带。

长臂　有 3 条分界不明显的深带。此臂分为 2 个区，中段的深带为 2 区1 带。

9 号染色体

短臂　有 3 条深带，远侧的 2 条深带有时融合为 1 条。此臂分为 2 个区，中段深带为 2 区 1 带。

长臂　可见明显的 2 条深带，远侧的一条有时一分为二。近段有次缢痕，不着色，长度差异大。此臂分为 3 个区，近侧的一条深带为 2 区 1 带，远侧的一条深带为 3 区 1 带。

10 号染色体

短臂　近侧段和中段各有一条深带。与 8 号染色体短臂相比，其深带的分界欠清晰。此臂只有 1 个区。

长臂　可见明显的 3 条深带，远侧 2 条相距稍近。近侧的 1 条深带着色最深，这是与 8 号染色体相鉴别的主要特征。此臂分为 2 个区，近侧段的一条深带为 2 区 1 带。

11 号染色体

短臂　近中段可见一条深带，在显带较好的标本上，这条深带可分为 2 条较窄的深带。此臂只有 1 个区。

长臂　近侧有一条深带，紧贴着丝粒。远侧段可见一条明显的较宽的深带，这条深带与近侧的深带之间有一宽阔的浅带，这是与 12 号染色体相鉴别的一个特征。有时远侧段的这条较宽的深带，可分成 2 条较窄的深带，中间有一条很窄的浅带，一般较难辨认，但它是分区的一个界标。有时近末端处还可见一条窄的浅色深带。此臂分为 2 个区，上述两条深带之间很窄的浅带为 2 区 1 带。

12 号染色体

短臂　中段可见一条深带，此臂只有 1 个区。

长臂　近侧有一条深带，紧贴着丝粒。中段有一条宽的深带，这条深带与近侧深带之间有一条明显的浅带，但与 11 号染色体相比，这条浅带较窄，这是鉴别 11 号和 12 号染色体的主要依据。在显带较好的标本上，中段较宽的深带可分为三条深带。此臂分为 2 个区，中段正中的深带为 2 区 1 带。

另外，臂率（11 号短臂较长）也是区分 11 号和 12 号染色体的一个特征。

X 染色体　其长度介于 7 号和 8 号染色体之间。

短臂　中段有一明显的深带，如"竹节状"。此臂分为 2 个区，中段的深带为 2 区 1 带。

长臂　可见 4 ~ 5 条深带，近中段一条最明显。此臂分为 2 个区，近中段明显的深带为 2 区 1 带。

13 号染色体

随体和短臂　深染。

长臂　可见 4 条深带，第 1 和第 4 深带较窄，染色较浅。第 2 和第 3 深带较宽，染色较浓。此臂分为 3 个区，第 2 深带为 2 区 1 带，第 3 深带为 3 区 1 带。

14 号染色体

短臂和随体　深染。

长臂　近侧有 2 条深带，中段有一条较浅且较窄的深带，远端有一条明显的深带，后者常有助于区别 14 号与其他 D 组染色体。此臂分为 3 个区，近侧第 2 深带为 2 区 1 带，远侧深带为 3 区 1 带。

15 号染色体

短臂　上有随体。

长臂　近侧有 1~2 条浅染的深带，中段有一较深较宽的深带。远侧段浅染，有时可见 2 条浅染的深带。此臂分为 2 个区，中段深带为 2 区 1 带。

16 号染色体

短臂　中段有一深带，有时可见 2 条深带。此臂只有一个区。

长臂　中段和远侧各有一条深带，有时远侧的一条不明显。次缢痕深染，长度变异大，为一遗传性的异态特征。此臂分为 2 个区，中段深带为 2 区 1 带。

17 号染色体

短臂　短臂有一深带。此臂只有一个区。

长臂　近着丝粒处有一窄的深带，远侧有 2 条深带，在近侧深带和远侧深带之间为一明显而宽的浅带。此臂分为 2 个区，上述明显而宽的浅带为 2 区 1 带。

18 号染色体

短臂　有一条窄的深带，此臂只有一个区。

长臂　近侧和远侧各有一条明显的深带。此臂分为 2 个区，两深带之间的浅带为 2 区 1 带。

19 号染色体　着丝粒两侧为深带，其余均为浅带。短臂和长臂均只有一个区。

20 号染色体

短臂　有一条明显的深带。此臂只有一个区。

长臂　在中段和远侧段可见 1~2 条较浅的深带，有时全为浅带。此臂只有一个区。

21 号染色体　着丝粒区着色浅。

与 22 号染色体比较，长度短。长臂近侧有一宽而浓染的深带。此臂分为 2 个区，深带为 2 区 1 带。

22 号染色体　着丝粒区深染。

长度比 21 号染色体稍长。长臂中部有一条窄的深带。此臂只有 1 个区。

Y 染色体　长度变化较大，长臂的远侧深染。此臂只有 1 个区。

三、实验用品

1. 材料：人外周血淋巴细胞染色体玻片标本、正常人 G 显带染色体照片。

2. 器材：恒温水浴锅、烤箱、染色缸、剪刀、镊子、糨糊。

3. 试剂：0.02% 胰蛋白酶液，10% 吉姆萨染色液，0.02% 乙二胺四乙酸液（EDTA）。

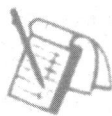

记　录

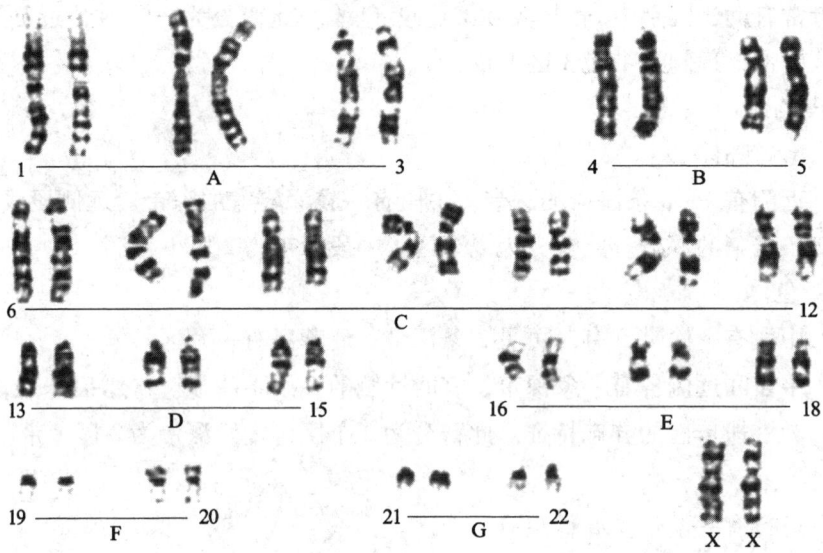

图 9 - 2 正常人体细胞的显带核型图

四、内容与方法

1. **标本的准备** 用气干法制得的标本置烤箱内 60℃烘烤 8 ~ 10h（打开烤箱顶端的出气孔）或 65℃烘烤 3h，然后取出放在 37℃温箱备用。一般在 5 ~ 7 天进行显带。

2. **显带程序**

（1）0.02% 胰蛋白酶处理法

①将 0.02% 胰蛋白酶液倒入染色缸，置 37℃ 水浴中，向内加入 0.4% 酚红 2 滴，再以 3% Tris 液调节 pH 为 6.4 ~ 6.6（每毫升 60 滴的加 1 滴 Tris 即可）。此时溶液为橙色。

②将玻片投入胰蛋白酶液中，略加摇动，处理 4 ~ 5min。

③取出玻片以自来水冲洗，Giemsa 液染色约 8 ~ 10min。

④自来水冲洗，空气干燥。

（2）EDTA - 胰蛋白酶法

①取 2.5% 胰蛋白酶液 1.5ml，加入 28.5ml 0.85% 生理盐水，再取 0.02% EDTA 液 30ml，把它们混合后倒入染色缸中，置 37℃ 水浴中。

②在上述混合液中加入 0.4% 酚红 2 滴，并以 3% Tris 液调节 pH 为 6.8 ~ 7.0。

③将玻片投入 EDTA - 胰蛋白酶液中 30 ~ 60s，并不时搅动。

④取出玻片，自来水冲洗。

⑤以 Giemsa 液染色 10min，水洗，气干。

3. **影响 G 显带的一些因素** 虽然 G 显带的成败关键取决于胰蛋白酶的浓度和处理时间，但下列因素也有一定的影响。

（1）**制作标本的方法** 火烤干燥法制得的标本对胰蛋白酶处理的抵抗力较气干法

要强些。

（2）标本的片龄　标本保存的时间越长，对胰蛋白酶的抵抗性越大，所以胰蛋白酶处理的时间可适当延长。一般不超过1周。

（3）胰蛋白酶液中的盐类成分。溶液中的二价阳离子会使反应减慢，但不能阻止这种反应。

（4）胰蛋白酶液的温度　温度越高，反应速度就越快。一般在有空调的实验室中，最适温度是室温。胰蛋白酶的温度在进行显带前应当稳定在室温至少30min。如在温度较低的情况下，应当延长处理时间。

（5）胰蛋白酶处理时间　胰蛋白酶处理的时间除了考虑上述各因素外，一般在30s左右较为适宜。在摸索处理时间时，可在同一玻片标本上摸索2~3个时间，经染色后即镜检，如果标本显蓝紫色（与常规染色相似）说明胰蛋白酶作用时间不够，如呈桃红色，即可。

五、实验报告

每人剪贴分析一个正常人的G显带核型［说明：学生剪贴用染色体（显带）照片在实验报告部分］。

【附】试剂配制

1. 0.02%胰蛋白酶液　取胰蛋白酶（Difco）2.5g溶于100ml 0.85%生理盐水中，即为2.5%溶液，充分搅拌后分装小瓶冻存备用。临用前取上液0.5ml溶于60ml 0.85%生理盐水，即为0.02%胰蛋白酶工作液。

2. 10%吉姆萨染色液　取Giemsa原液5ml与45ml磷酸缓冲液（pH7.4）混合。

3. 0.02%乙二胺四乙酸液（EDTA）

乙二胺四乙酸二钠（$C_{10}H_{14}O_3N_2Na_2 \cdot 2H_2O$）　0.1g　氯化钠（NaCl）　4g

氯化钾（KCl）　0.1g　磷酸氢二钠（Na_2HPO_4）　0.576g

磷酸二氢钾（KH_2PO_4）　0.1g　葡萄糖　0.1g

依次溶于三蒸水中，加入0.4%酚红液2.5ml，最后加三蒸水至500ml。高压灭菌，保存于4℃冰箱内。

（关　晶）

实验十　性染色质检查

一、目的要求

1. 掌握人类间期细胞核中X、Y染色质的形态特征。

2. 熟悉X染色质的检查方法，了解Y染色质的检查方法。

3. 掌握X染色质的计数方法。

二、实验用品

1. 材料：正常女性口腔黏膜上皮细胞和发根毛囊细胞、正常男性口腔黏膜

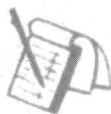

上皮细胞和外周血细胞。

2．器材：离心机、恒温水浴箱、离心管、消毒无头火柴棒、压舌板、载玻片、盖玻片、滴管、显微镜、荧光显微镜、镊子、刀片、染色缸。

3．试剂：甲醇－冰醋酸固定液、硫堇染液、40%醋酸、氮芥喹吖因、醋酸钠、巴比妥酸钠、柠檬酸、磷酸氢二钠。

三、实验原理

1949 年 Barr 等在雌猫神经细胞间期核中，第一次发现一个浓缩的深染小体，直径约 $1.5\mu m$，雄猫神经细胞核中没有此结构。1954 年 Moore 在正常女性口腔黏膜细胞中也发现这种小体，正常男性则没有，称之为巴氏小体。

正常女性体细胞中的两条 X 染色体在间期细胞核中只有一条有活性，另一条失去活性呈异固缩状态，即形成巴氏小体，又叫 X 染色质（X chromati）或 X 小体（X body）。在 X 染色体数目异常的患者，体细胞中也只有一条 X 染色体有活性，其余的 X 染色体均失活形成 X 染色质；而正常男性体细胞中只有一条 X 染色体，在间期细胞核内有功能活性，故见不到 X 染色质。

正常男性个体有 Y 染色体，如用荧光染料对男性间期细胞核染色，可在细胞核内看到一个约 $0.3\mu m$ 大小的荧光小体，是 Y 染色体的一部分，称为 Y 小体（Y body）或 Y 染色质（Y chromatin）。

从理论上讲，正常女性的体细胞中都可见到一个 X 染色质，正常男性的体细胞中都可见到一个 Y 染色质，但由于受到制片技术、染色方法、X 染色质或 Y 染色质在间期核内存在的位置或其他因素的影响，X 染色质和 Y 染色质出现的阳性率比较低。X 染色质和 Y 染色质的检查可作为性别测定的依据和性染色体数目异常的一种辅助诊断的方法。

四、内容与方法

1．X 染色质的制片及观察

女性口腔黏膜上皮细胞制片：受检者刷牙、漱口后，以火柴棒光滑棱刮取口腔颊部黏膜（稍用力），将刮起的细胞均匀涂在载玻片上，立即将涂片放入甲醇－冰醋酸（3∶1）固定液中固定 15min，取出后晾干染色。

染色：在涂片上加硫堇染液，盖满细胞部分，染色 15min，蒸馏水冲洗，晾干，镜检。

观察计数：将染好的标本片置于低倍镜下观察，见到蓝紫色成片的细胞核后，细胞质不着色，换用油镜观察。选择典型的可计数细胞进行观察。典型细胞：细胞核较膨大，核膜完整无缺损，核无皱褶不重叠，染色清晰。核内染色质呈均匀的网状或细颗粒状分布，核内无其他块状染色颗粒，核周围无细菌污染。X 染色质紧贴核膜内缘，呈三角形、馒头形、椭圆形等，染色比周围稍深（图 10-1）。

发根毛囊细胞制片：拔下 2~3 根头发，将根部带有完整毛囊组织的部分置于载玻片中央，加 1~2 滴 40%醋酸处理 5~10min，将毛囊软化后，用刀片轻轻刮下毛囊组织，用刀片或解剖针将毛囊组织分散并均匀涂在载玻片上，在酒精灯上远火干燥后，加 1 ~ 2 滴甲醇 – 冰醋酸（3:1）固定液固定 15min，挥发干燥，在标本上滴 2 ~ 3 滴 75mmol/L 盐酸水解 10min，用蒸馏水冲洗后染色。

染色观察技术同上。统计 X 染色质的阳性率（至少观察 100 个细胞）。正常女性细胞 X 染色质的出现率一般约为 10% ~ 30%，有的可高达 50% 以上。

2. Y 染色质标本制片和观察

（1）口腔黏膜上皮细胞 取材、涂片同女性口腔黏膜上皮细胞制片。

标本片在甲醇中固定 30 ~ 50min，取出标本片在蒸馏水中漂洗 3 次，在 0.005% 氮芥喹吖因中染色 5 ~ 10min，再用自来水冲洗 3min，然后用 Mc Ⅱ vaine 缓冲液（pH5.6）冲洗，洗去染液，分色。再在标本上滴 2 ~ 3 滴 Mc Ⅱ vaine 缓冲液（pH5.6），然后加盖玻片并用吸水纸吸去多余的缓冲液。盖玻片周围用指甲油密封，静置 30min 后用荧光显微镜观察。低倍镜下可见散在的口腔上皮细胞，核染成黄色，换油镜观察，找 Y 染色质。Y 染色质呈荧光亮点，直径约为 0.3μm，可位于核膜内缘或核中央。统计染色质的阳性率（至少观察 100 个细胞），Y 染色质在口腔黏膜上皮细胞中的出现率一般为 20% ~ 30%，高的可达 70% 以上。

（2）男性外周血涂片 取 1 滴外周血制成血涂片，用 95% 乙醇固定 15min，晾干，再将标本放入 0.5% 盐酸喹吖因中染色 6min，将标本放入蒸馏水中 10min 分色，去除多余染料颗粒。分色后，再在标本上加 1 滴蒸馏水，盖上盖玻片，盖玻片四周用指甲油密封。静置 20min，用荧光显微镜观察（图 10 – 2）。

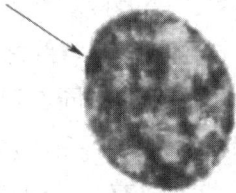

图 10 – 1 X 染色质　　　　图 10 – 2　Y 染色质

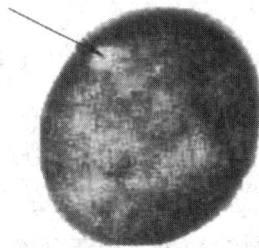

注意：荧光染料要新鲜配制，现配现用。

五、实验报告

绘图：绘出口腔黏膜细胞 X 染色质图。

六、思考题

1. X 染色质与 X 染色体有什么关系？

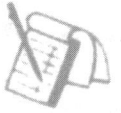

2. 有一男性患者，口腔黏膜细胞检查，X 染色质和 Y 染色质均为阳性，分析患者的核型。

【附】染液配制

1. 硫堇染液配制

硫堇原液配制：取 1g 硫堇溶于 50% 100ml 的酒精中，充分溶解后，滤纸过滤，备用。缓冲液配制：将 9.70g 醋酸钠（$NaCH_3COO \cdot 3H_2O$）和 14.70g 巴比妥酸钠（$C_3H_{11}O_3N_2Na$）溶于 500ml 蒸馏水中。

工作液：缓冲液 28ml、0.1mol/L HCl 32ml、硫堇原液 40ml 混合即成。

2. Mc II vaine 缓冲液（pH5.6）

0.1mol/L 柠檬酸：柠檬酸 2.10g 加 100ml 蒸馏水溶解。

0.2mol/L 磷酸氢二钠：磷酸氢二钠（$Na_2HPO_4 \cdot 12H_2O$）7.16g，加 100ml 蒸馏水溶解。

Mc II vaine 缓冲液（pH5.6）：取 0.1mol/L 柠檬酸 8.4ml、0.2mol/L 磷酸氢二钠 11.6ml 混合即成。

3. 0.005% 氮芥喹吖因 取 5mg 氮芥喹吖因溶于 100ml 蒸馏水中。

（季丙元）

实验十一 人类皮肤纹理分析

一、目的要求

1. 掌握指纹的主要类型、嵴线计数和掌纹的测定方法。

2. 了解皮肤印取和资料分析的方法。

二、实验原理

皮肤纹理简称皮纹，是人手指和手掌、脚趾和脚掌等皮肤上特定部位出现的纹理图形。它是由真皮乳头向表皮突起形成的许多乳头线，称为嵴线。嵴线之间的凹陷部分称为沟。指（趾）掌（脚）部位的皮肤表层因皮嵴和皮沟走向不同而形成各种皮肤纹理特征。人的皮纹形成于胚胎发育的第 14～19 周，出生后终生不变，它是遗传因素和环境因素共同作用的结果。由于每个人都有特定的肤纹，故有种族和个体的差异。近年来发现某些染色体病、先天性代谢病及器官形成缺陷患者的皮纹发生变异，故皮纹检查可作为某些遗传病诊断的辅助指标。

三、实验用品

1. 器材：放大镜、量角器、铅笔、直尺、红色印油（或黑色油墨）、海绵垫（约比手掌大）、瓷盘、八开白纸。

2. 试剂：2.5% 亚铁氰化钾［$K_4Fe(CN)_6$］，2% 三氯化铁（$FeCl_3$）。

四、皮纹资料印取方法

1. 印油或油墨印取法

（1）将红色印油适量地倒入瓷盘的海绵垫上，涂抹均匀，再把白纸平铺于桌面或玻璃板上，准备印取。

（2）洗净手上污垢，晾干。把全掌按在海绵垫上，使掌获得均匀的油墨（注意不要来回涂抹，印油不宜粘得过多）。

（3）印取时先将腕线放在白纸上，从后向前依掌、指顺序逐步放下，手指自然分开，以适当的压力尽量将全掌的各部分均匀地印在白纸中央。提起手掌时，先将指头翘起，然后是掌和腕面。这样便可获得满意的全掌指纹（注意：印取时不可加压过重，不可移动手掌和白纸，以免皮纹重叠或模糊不清）。

（4）滚转法印取指纹　将印好掌纹的纸移至桌边或玻璃板边，然后在对应的手掌下方取指尖纹。左右手指号1、2、3、4、5分别为拇指、食指、中指、环指和小指。印取的指头伸直，其余四指弯曲，逐个由外向内滚转，以便将指尖两侧皮纹印上。滚转时，用力轻而均匀，指纹方能清晰，若不清晰，需洗净手后重印。

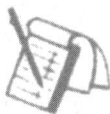

2．普鲁士蓝反应法

（1）原理　亚铁氰化钾与三氯化铁反应生成普鲁士蓝。

（2）材料准备　印纸用2.5%亚铁氰化钾水溶液浸湿并晾干。印棉脱脂棉用2.5%三氯化铁溶液浸湿即成。

（3）印取方法　洗净双手油污。把印纸平铺于桌面上，再用印棉涂手，涂抹均匀、适量（不能过湿、也不可太干），然后迅速印在准备好的印纸上，立刻显出蓝色掌指纹。

五、皮肤纹理的分析

1．指纹类型（finger tip patterns）　指纹依指端三叉（triradius）（指肤纹中有三组不同走向的嵴纹汇聚在一处呈Y或人字形，又称为三叉线，交汇的中心称三叉点或三幅点）的有无和数目分为三大类（图11－1）。

（1）弓形纹（arch，A）　嵴线由手指的一侧走向另一侧，中部隆起呈弓形，纹理彼此平行无三叉点。弓形纹又有两种亚形：

简单弓形纹（simple arch，A^s）：由若干平行的弧形嵴线构成。

帐幕弓形纹（tented arch，A^t）：嵴线中部弯曲度较大，隆起似帐幕。

（2）箕形纹（loop，L）　嵴线从一侧发出后向上弯曲，又转回发生的一侧，形似簸箕状，嵴线回折的部分称箕头，箕头的侧下方有一个三叉点。若箕口朝向尺骨一侧称为尺箕（ulner loop，Lu）或正箕，箕口朝向桡骨一侧称为桡箕（radial loop，Lr）或反箕。

（3）斗形纹（whorl，W）　有两个或两个以上的三叉点，分别位于尺侧和桡侧。依嵴线走向可分为：

同心斗形纹（conceutic whorl，W^c）：嵴线呈同心圆状、螺旋状斗形。

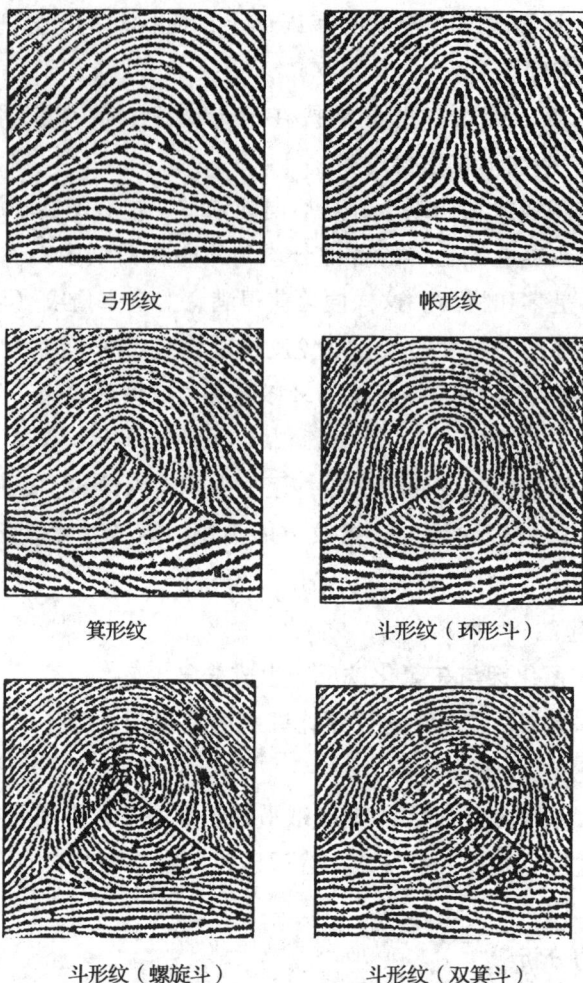

弓形纹　　　　　　　　帐形纹

箕形纹　　　　　　斗形纹（环形斗）

斗形纹（螺旋斗）　　　斗形纹（双箕斗）

图 11 - 1　各种指纹类型及嵴线计数（计数沿着中心点到三叉中心）

双箕斗（double loop whorl，W^d）：由两个箕形纹组成，分为同侧双斗（两箕口朝向一侧）和反向双斗（两箕口朝向不同侧）。

2. 嵴线计数

（1）指嵴线计数

弓形纹没有纹心和三叉点，其计数为零。

箕形纹嵴线计数是指从箕形纹的纹心到三叉点画一直线，计数这条直线跨过的嵴纹数目（连接起止点处的嵴线数不计算在内）。

斗形纹有两个三叉点，故有两个嵴纹数，取其中较大的一个数值。双箕斗嵴线计数时，分别将两纹心与各自的三叉点连线，记下两条连线的嵴线数，求其平均数，即为该指纹的嵴纹数。

（2）总指嵴纹数（total finger ridge count，TFRC）的计算　将十指的嵴纹数相加，即为总指嵴纹数。我国汉族男性 TFRC 值平均为 148.80 条，女性平均为 138.46 条。

3. 掌纹（palmar print）

（1）掌纹的构型区　包括以下几个部分：

大鱼际区（thenar）：位于拇指的下方。此区一般没有实际的花纹嵴线，只是沿着拇指基部微弯曲。

小鱼际区（hyperthenar）：位于小指下方，其实际花纹出现率约为 13%，以箕形、斗形、帐幕形居多。

指间区：五个手指根部间的区域，依次为 1、2、3、4 指间区，记为 I_1、I_2、I_3、I_4 区。其出现的花纹多为箕形，偶为斗形或是空旷区。

三叉点 a、b、c、d：分别位于第 2、3、4、5 指基部掌面，并分别向手心端引出 4 条主线 A、B、C、D（图 11 - 2）。

三叉点 t 和 atd 角：在大小鱼际之间即掌面基部正中，有一个三叉点 t，由 t 向 a、b 作连线，形成 atd 角。t 的位置距掌腕线越远则 atd 角越大，测量 atd 角是表示 t 位置的一种方式（图 11 - 3）。

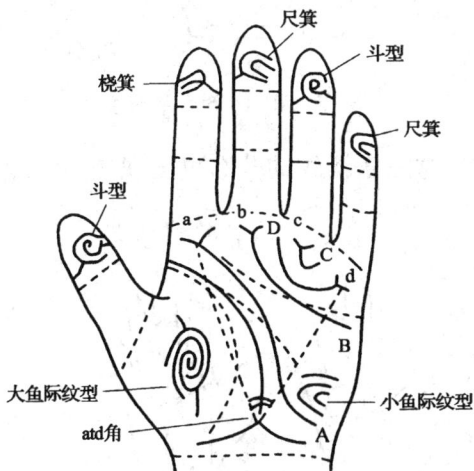

图 11 - 2　正常人掌纹示意图　　图 11 - 3　atd 角示意图

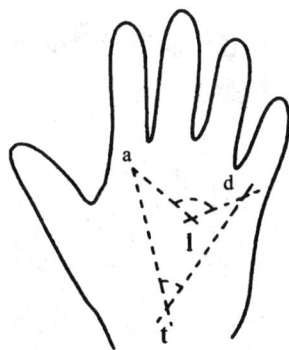

（2）atd 角的测量　用量角器测量 atd 角，正常人一般在 40~45° 左右，智力低下或某些染色体病患者 t 三叉点向掌心方向移动，atd 角也增大，在 46~61° 者称为 t′ 三叉点，61~70° 以上称为 t″ 三叉点。三叉点的位置或 atd 角变化很大，因此在临床上有重要意义。

（3）t 距比（T distanc vatio）　求 t 距比值是表示三叉点 t 位置的另一方式。在中指掌面基部褶纹线和第一掌腕线之间的垂直距离为掌距，由 t 至第一掌腕线的垂直距离为 t 距，t 距与掌距的比值即为 t 距比（图 11 - 4）。

$$t 距比 = \frac{t 距}{掌距} \times 100\%$$

4. 褶纹　并非皮肤纹理，而是在手指和掌的正面关节活动处形成的褶线。其变化在某些遗传病诊断中有一定的价值。

（1）指褶纹　正常人除拇指外，其余四指都有两条褶纹。但某些遗传病，如先天愚形和 13 - 三体、18 - 三体的患者，其第五指常只有一条褶纹。

（2）掌褶纹　明显的有以下三条（图 11-5）：

大鱼际褶纹：沿大鱼际向腕部延伸。

近侧横褶纹：起于桡侧向手心延伸。

远侧横褶纹：起于尺侧，向 I_2 延伸。

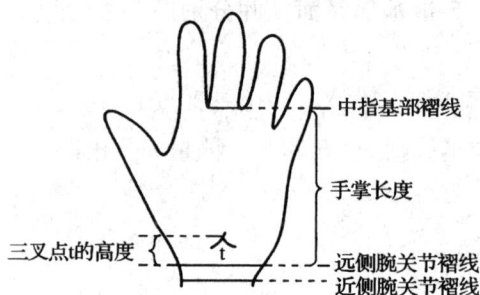

图 11-4　t 距比测量

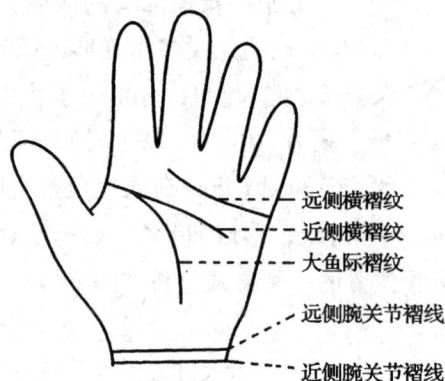

图 11-5　掌褶纹

对于某些染色体病患者和少数正常个体，这三条褶纹的分布可出现变异，常见的变异有下列四种类型（图 11-6）：

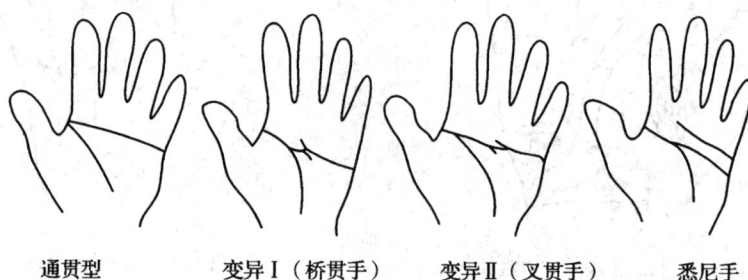

通贯型　　　变异Ⅰ（桥贯手）　　变异Ⅱ（叉贯手）　　悉尼手

图 11-6　手掌褶纹类型图

通贯手：远近横褶纹和近侧横褶纹完全重合为一条直线横贯全掌，这条线称为猿线。在先天愚形、13-三体、18-三体中出现频率较高，可达 25%～40%，正常人中仅为 6% 左右。

变异Ⅰ型：远侧横褶纹与近侧横褶纹借助另一条较短的横褶纹彼此相连而横贯全掌，在这里短褶起着桥梁作用，故称为桥贯手。

变异Ⅱ型：远侧横褶纹与近侧横褶纹相互重叠的情况与通贯手大致相似，但在通贯的横褶上、下方各有一分叉的小褶，故称为叉贯手。

悉尼手：近侧横褶纹通贯全掌，而远侧横褶纹走行正常，因该型多见于澳大利亚的悉尼人故称悉尼手。

5. 足底纹　在脚趾、脚掌的皮纹中，研究最多且具有临床意义的主要是拇趾球部的纹理，其中基本的纹型也可分为弓、箕、斗三种，并按皮纹的走向不同分为七个类型：近侧弓形纹、腓侧弓形纹、胫侧弓形纹、远侧箕形纹、腓侧箕形纹、胫侧箕形纹和斗形纹（图11-7）。先天愚形拇趾球部多为胫侧弓形纹，13-三体患者拇趾球部腓侧弓形纹可达42%。

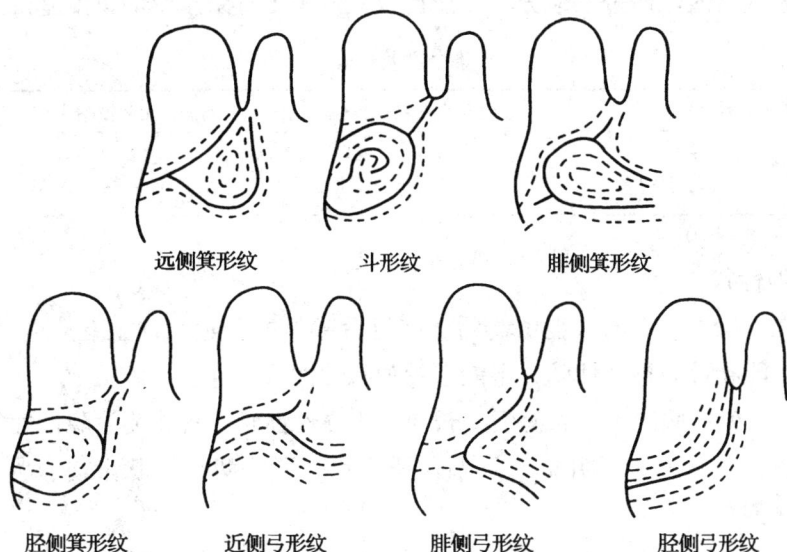

图 11 - 7 拇趾球部的皮纹类型图

六、实验报告

对印取的手掌、指皮肤纹理进行分析并计数（皮纹调查统计表格附在实验报告部分）。

七、思考题

1. 指纹分为哪几种类型？各有何特点？

2. 褶纹分为哪几种类型？各有何临床意义？

3. 什么是 atd 角？t、t' 和 t"各代表什么？

（潘兴丽）

实验十二 人类正常遗传性状调查和遗传病系谱分析

一、目的要求

1. 通过对人类某些遗传性状的调查，掌握系谱图的绘制、性状遗传方式的分析。

2. 通过系谱分析加深对遗传学的基本原理和遗传规律的理解。

3. 初步掌握单基因遗传病系谱特点。

二、内容与方法

1. 人类正常遗传性状的调查

（1）蒙古褶 在眼的内角处，由上眼睑微微下伸，遮掩泪阜而呈一小小皮

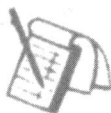

褶，即为蒙古褶。大部分中国人都有这种褶，而外国人却无此褶。这是蒙古人种的特征。同学间可互相观察，或对镜观察是否具有此褶，并记录在下表中。从人数分布中能否估计蒙古褶为显性遗传或隐性遗传？同学们也可对自己的家族进行调查，记录调查结果，绘成系谱图。通过系谱分析其遗传方式，写出直系亲属的可能基因型。

蒙古褶调查表

被调查人数	有蒙古褶人数（比例,%）	无蒙古褶人数（比例,%）

（2）其他性状

卷舌：在人群中，有的人能够卷舌，在近舌尖处两侧边缘向上甚至卷成管状。有的人则不能。能卷舌为显性性状，不能卷舌为隐性性状。

眼睫毛：人们的眼睫毛有长有短，长睫毛为显性性状，短睫毛为隐性性状。

耳垂形状：人类耳垂可明显区分为有耳垂和无耳垂两种性状。前者为显性遗传，后者为隐性遗传。

顶发旋方向：人头顶发旋有顺时针方向和逆时针方向。顺时针方向呈显性遗传，逆时针方向为隐性性状。

试观察你家庭成员的上述各性状，遗传方式是否与以往结论相符？在你看到的人群中耳垂分布情况，能否有助于说明该遗传问题？

2. 单基因遗传病系谱分析

人类遗传病，往往要通过系谱调查和分析，才能了解它的遗传方式及其规律。掌握系谱分析方法，对遗传病的预防和诊断有一定的帮助。

根据下列各系谱进行讨论，分析判断各系谱的遗传方式，并写出患者及其亲属可能的基因型。

（1）家族性多发性结肠息肉症（图 12 - 1）

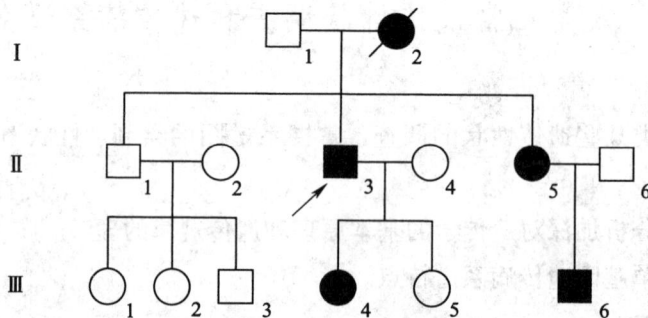

图 12 - 1　家族性多发性结肠息肉症的系谱

为什么 II₁ 的家系中没有患者？推测他的孩子和正常人结婚会不会出现患者？

（2）高度近视（图 12 - 2）

为什么上几代没有人发病，而在第四代中突然出现患者？致病基因是来自父亲还是来自母亲？为什么近亲结婚发病率增高？

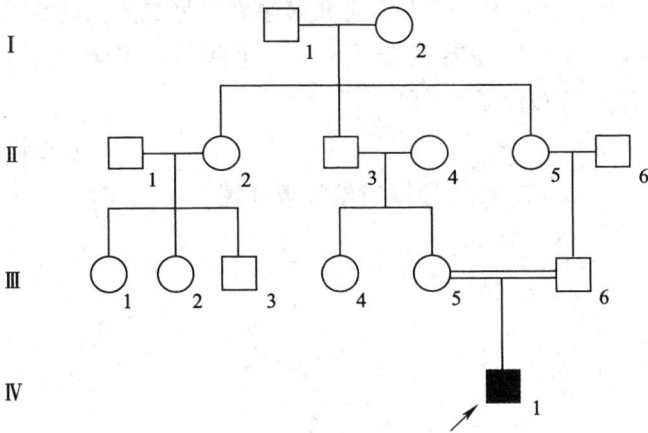

图 12 - 2　高度近视的系谱

（3）Duchenne 型肌营养不良（图 12 - 3）

为什么男性发病女性不发病？患者与正常人结婚，下一代患病的可能性怎样？

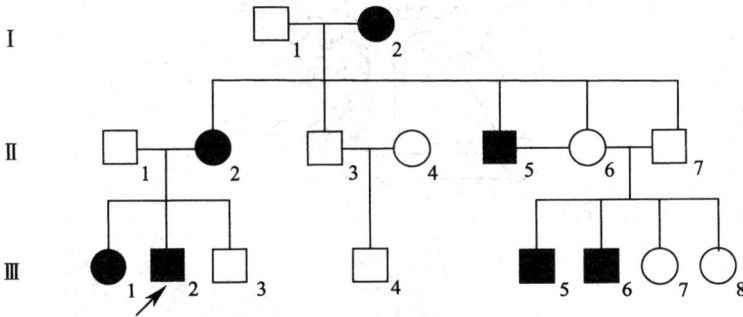

图 12 - 3　Duchenne 型肌营养不良系谱

（4）遗传性肾炎（图 12 - 4）

在遗传性肾炎的谱系中，III_3 为什么没有患病？

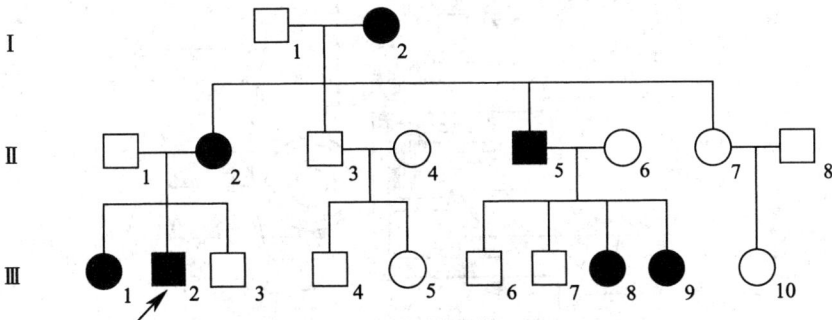

图 12 - 4　遗传性肾炎系谱

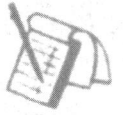

三、思考题

1. 人群中，有些人前额发际基本上属于平线，而有些人前额正中发际向下延伸呈峰形，调查分析这种性状属于哪种遗传方式？

2. 一个女人生有三个儿子，一人为血友病患者，另二人为色盲，他们的遗传结构最可能是什么？另有一个女人也有三个儿子，其中两个人正常，一人是血友病患者兼色盲，他们的遗传结构又可能是什么？

（王书福　关　晶）

[附]　　　　　　　　　　　　显微镜结构填充图

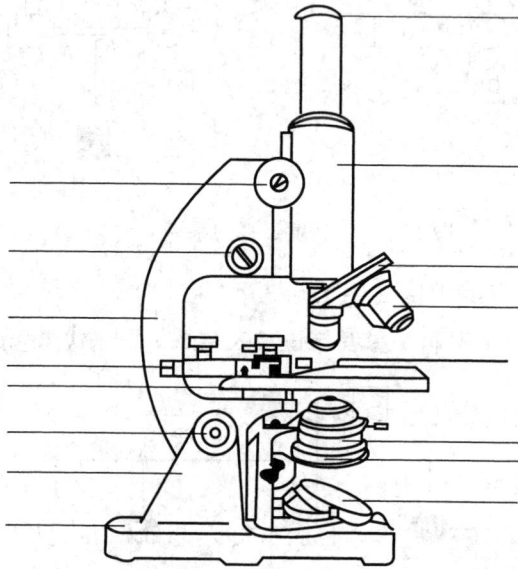

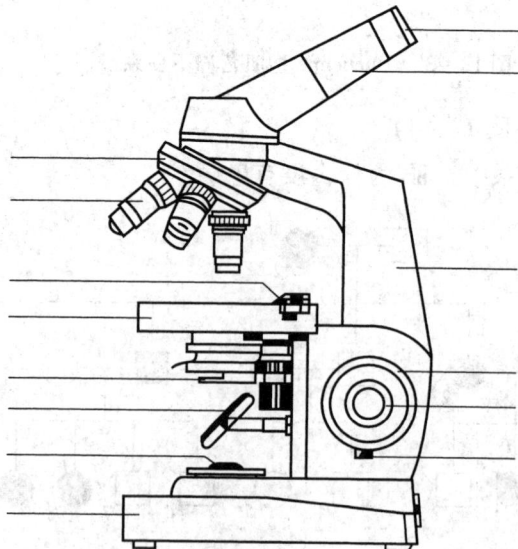

染色体核型（常规）照片

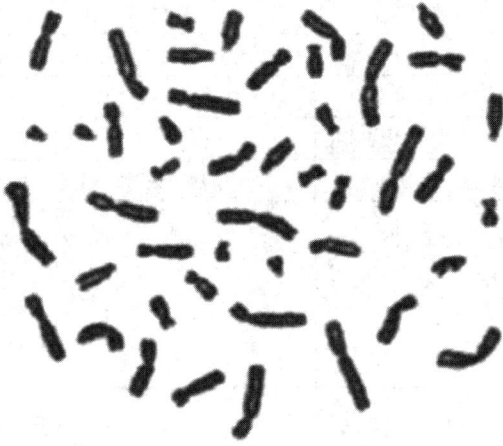

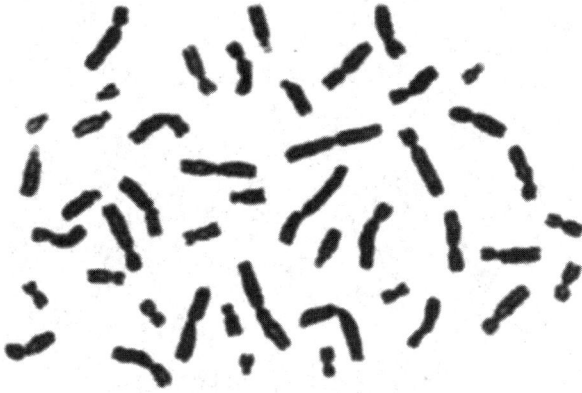

非显带核型照片（学生剪贴用）

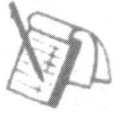

染色体核型（显带）照片

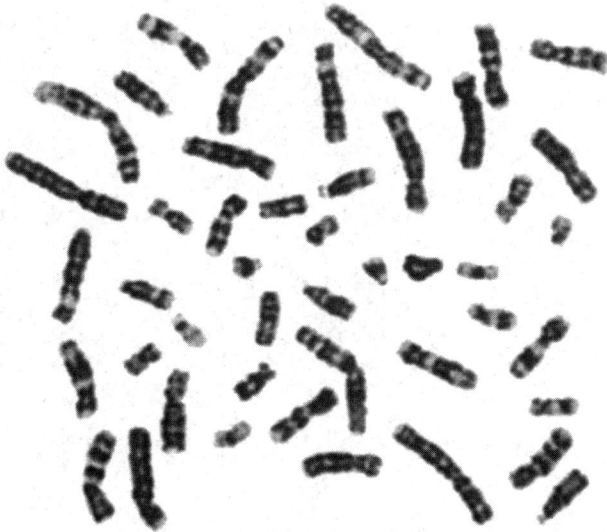

显带核型照片（学生剪贴用）

记 录

手掌指纹、嵴纹、掌褶调查表

姓名		性别	民族	班级专业			籍贯				
左　　手						右　　手					
1	2	3	4	5	总数	1	2	3	4	5	总数
					纹形						纹形
掌褶　正常　通贯　Ⅰ型　Ⅱ型　悉尼						掌褶　正常　通贯　Ⅰ型　Ⅱ型　悉尼					
atd 角 t t' t"			t 距比			atd 角 t t' t"			t 距比		

第二部分

医学细胞生物学与医学遗传学学习指南 ···▷▷

医学细胞生物学

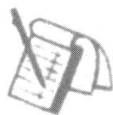

第一章 绪 论

内容提要

本章介绍了细胞生物学的概念，研究的内容与范围，重要的分支学科，发展简史，与医学的关系，当前的研究热点以及在医学中的应用。

细胞生物学（cell biology）是研究细胞生命活动基本规律的科学。其研究的任务是多方面的，从细胞整体水平、亚显微水平、分子水平三个层次，利用现代物理的、化学的等新技术和方法来阐明细胞生命活动的化学组成、结构基础、新陈代谢规律以及细胞间的相互关系，进而揭示生物有机体的基本生命活动规律。

细胞生物学的发展历史大致为三个阶段：细胞的发现和细胞学说的创立；显微水平的细胞学研究；亚显微水平和分子水平的细胞生物学研究。

细胞生物学既是现代医学的研究基础，同时又广泛应用于医学实践，有力推动了现代医学的发展。

本章要求

1. 掌握细胞生物学的概念和研究内容。

2. 了解细胞生物学的分支学科；细胞学和细胞生物学的发展简史；与医学有关的细胞生物学研究热点。

第二章 细胞生物学技术

内容提要

细胞生物学的发展与细胞生物学研究方法和研究手段的发展密不可分，是应用新技术的结果。

普通光学显微镜（light microscope）是利用光线照明将微小物体放大影像的光学仪器，是生物学和医学研究普遍使用的重要工具。荧光显微镜（fluorescence microscope）是以紫外线为光源来激发生物标本中的荧光物质，产生荧光，经放大而成像。相差显微镜（phase contrast microscope）则是利用相差装置，将通过标本不同区域的光波的相位差转变为振幅差，使活细胞或未经染色的标本内各种结构出现清晰的反差而被观察到。激光扫描共焦显微镜（laser scanning confocal microscope）是在荧光显微镜成像的基础上，以单色激光作为光源使样品被激发出荧光，利用计算机进行图像处理，从而得到细胞或组织内部微细结构的荧光图像。暗视野显微镜（dark field microscope）适于观察活细胞或微粒的存在及运动状态。电子显微镜（electron microscope）是利用波长很短的电子作为光源，通过电子流对样品的透射和反射及电磁透镜的多级放大而在屏幕上成像的仪器，是细胞超微结构观察的重要工具。

酶细胞化学技术（enzyme cytochemistry）就是通过酶的特异细胞化学反应来显示酶在细胞内的分布及酶活性强弱的一种技术，早期的酶细胞化学工作是用光镜观察酶的分布，称为组织化学（histochemistry）。免疫细胞化学（immunocytochemistry）技术是利用免疫反应对组织或细胞的抗原分子进行形态定位的一种技术。

利用卤化银乳胶记录、检查和测量放射性物质的方法称放射自显影术（autoradiography），以反映细胞、组织和器官的代谢状态。

流式细胞技术（flowcytometry）和细胞分级分离（cell fractionation）技术是对细胞及其组分进行分离、纯化和分析的技术。

细胞培养（cell culture）和细胞融合（cell fusion）技术是进行细胞生物学研究的基本技术，它可为细胞研究提供适宜的实验材料。

原位分子杂交（in situ hybridization）和聚合酶链反应（polymerase chain reaction，PCR）等细胞分子生物学研究方法则是利用分子杂交技术进行 DNA 测序、基因定位、基因表达及调控、肿瘤发生机制的研究，在临床医学研究和临床诊断上也得到广泛应用，可用于遗传病、恶性肿瘤、病毒感染等疾病的诊断。

本章要求

1. 熟悉光学显微镜、细胞培养技术。
2. 了解细胞研究常用技术的适用范围。

第三章　细胞的分子基础和基本概念

内容提要

细胞是生物体形态结构和功能的基本单位，机体的一切活动都是以细胞的生命活动为基础的，机体的物质代谢、能量代谢等一切代谢活动都是在细胞中进行的。

组成细胞的物质称为原生质，不同细胞的原生质在化学成分上虽有差异，但其化学元素基本相同。这些元素以无机物和有机物的形式存在于细胞中。有机物是细胞的基本成分，其中的生物大分子构成了生命物质的大部分。生物大分子包括蛋白质、酶、核酸，它们分子量巨大，结构复杂，具有生物活性，携带着生命信息，决定生物体的结构和功能。它是生命活动的首要物质基础。

蛋白质（protein）由许多氨基酸（约 20 种）通过肽键缩合而成。氨基酸线性排列所形成的多肽链是蛋白质的一级结构；多肽链经过 α-螺旋或 β-折叠盘曲形成蛋白质的二级结构；在二级结构的基础上再进一步盘绕折叠形成蛋白质的三级结构；由一条多肽链构成的蛋白质分子，在形成三级结构之后通常具备了生物活性，而由多条多肽链组成的蛋白质分子，需由多肽链亚基集结形成四级结构之后，才会有生物活性。由于蛋白质中氨基酸的种类、数目、排列顺序、多肽链的数目及空间结构的不同，形成种类繁多的蛋白质。蛋白质在生命活动中有极其重要的作用：首先，它是构成细胞和生物体的主要物质，是构成细胞膜、细胞质和细胞核的主要成分。其次，它是调节新陈代谢的重要物质，调节生命活动的许多激素是蛋白质，催化各种生化反应的酶（enzyme）也是蛋白质。酶在细胞中催化化学反应的效率比一般催化剂高 $10^6 \sim 10^{10}$ 倍；它的催化作用具有高度的专一性；酶同时也具有不稳定的特性，容易受温度、pH 等的影响，从而影响酶的活性。可以说，蛋白质的功能涉及到细胞的一切生命活动。

核酸（nucleic acid）是生物遗传的物质基础，根据它的组成成分和功能，将核酸分为两类：DNA 和 RNA。

DNA 分子是由两条相互平行而方向相反的多聚脱氧核苷酸链所组成；由磷酸和脱氧核糖所构成的骨架位于整个分子的外侧；而碱基位于分子内部，按照碱基配对原则（A＝T，T＝A，G≡C，C≡G），与对侧链上的碱基通过形成氢键互补配对，从而将两条多聚脱氧核苷酸链结合在一起。遗传信息就蕴藏在碱基对的纵向排列中。DNA 不仅储存遗传信息，而且可以复制自身，通过半保留复制（semiconservative replication），将遗传信息传给下一代。它还可以通过 RNA 将携带的遗传信息表达为特定的生物性状。

RNA 分子是由一条多聚核苷酸链组成，有时由于链本身回旋折叠，链内的互补碱基之间可互补配对形成局部双螺旋结构。它是以 DNA 的反编码链为模板合成的，这一过程称为转录（transcription）。按结构和功能不同，RNA 分子主要分为 mRNA、tRNA 和 rRNA 三类。

mRNA 的作用是把 DNA 分子上携带的遗传信息转录下来，带到细胞质的核糖体上作为合成蛋白质的指令，其分子中每三个相邻的碱基组成一个密码子（codon），决定一种氨基酸，由此决定蛋白质中氨基酸的种类和排列顺序。mRNA 指导蛋白质合成的过程称为翻译（translation）。

tRNA 是运送蛋白质合成的原料——氨基酸的载体，凭借其反密码子（anticodon）与 mRNA 上密码子的互补结合，将特定的氨基酸转运到核糖体上装配成多肽链。

rRNA 分子是组成核糖体的主要成分。

生命进化的过程是漫长的，地球上的生命大约是在 30 多亿年前由非生命物质产生的，经过非细胞的原始生命体逐渐演变成原始生命、原核细胞到高度完善的真核细胞。

原核细胞（prokaryotic cell）体积小，结构简单，种类少。除了细胞表面的细胞膜外，无细胞内膜。遗传物质 DNA 呈环状，不与蛋白质结合，无核膜包裹，相对集中地分布在细胞质的某一区域，这样的核称为拟核或原核。核糖体是其唯一的细胞器。

真核细胞（eukaryotic cell）结构复杂，种类多，功能完善。核物质的外

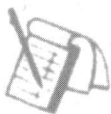

记 录

61

面有膜包裹，形成了真正意义上的细胞核。细胞有细胞膜、细胞质和细胞核三部分结构。在细胞质内有许多具有一定形态又执行一定功能的各种细胞器。

本章要求

1. 熟悉蛋白质的组成、结构。

2. 掌握酶的概念和特性；核酸的化学组成、DNA 的结构和功能、RNA 的种类和功能、核酶的概念；原核细胞和真核细胞的结构特点以及二者之间的区别。

第四章　细胞膜及物质的跨膜运输

内容提要

细胞膜（cell membrane）又叫质膜（plasma membrane），是包围在细胞质外周的一层界膜。它的基本功能：既是细胞与外界环境的屏障，保持细胞内环境的相对独立和稳定；同时，它又是细胞与外界环境进行物质交换、能量转换和信息传递的门户。此外，还参与细胞识别、免疫反应等活动。

在真核细胞内，除细胞膜外，在细胞内还有细胞内膜（endomembrane）。细胞膜和细胞内膜合称为生物膜。生物膜虽然在功能上有较大差异，但在化学组成、结构上有共同特征。

生物膜主要由脂类、蛋白质和糖类组成。膜脂主要有磷脂、胆固醇和糖脂，它们都属于双亲性分子，最常见的磷脂有磷脂酰胆碱、磷脂酰乙醇胺、磷脂酰丝氨酸和鞘磷脂。膜蛋白有两类：外在蛋白（附着蛋白）和内在蛋白（镶嵌蛋白），它们以不同的方式结合在膜上。脂质双层分子构成生物膜的骨架，膜蛋白或镶嵌在其中或附着在其上，是膜功能的主要承担者，通常功能越复杂的生物膜，蛋白质的含量越高。

关于生物膜的分子结构，较有代表性的有以下几种模型：

单位膜模型　电镜下观察生物膜，发现均呈现两暗夹一明的三层结构，即内外为电子深染的暗层，厚约 2nm；中间为电子密度浅淡的亮层，厚约 3.5nm，膜全层厚约 7.5nm。这种结构模式普遍存在于生物膜中，故称单位膜（unit membrane）。并认为脂双层构成膜的主体，其极性头部向外，疏水尾部埋在膜中央；蛋白质以静电方式与磷脂极性端结合于膜内外两侧。

流动镶嵌模型　这一模型广泛为学者们所接受，该理论认为，细胞膜是由流动的脂质双分子层中镶嵌着球形蛋白二维排列的液态体，强调膜具有流动性和不对称性的特点，为膜功能的复杂性提供了物质基础。

此外，还有"晶格镶嵌模型"和"板块镶嵌模型"，这两种模型都认为细胞膜上的脂质和蛋白质随着生理状态和环境条件的变化而不断发生着晶态与非晶态的相互转化，膜的这种特殊状态使得它既保持了晶态分子的有序性，同时又兼有液态物质的流动性。

由细胞膜和细胞膜外表面的细胞被以及细胞膜内表面的胞质溶胶层构成了细胞表面。细胞膜在结构和功能上并不是孤立存在的，上述这些结构都与细胞膜有直接的联系，所以细胞表面是一个复合的结构体系和功能体系，但细胞膜是核心，它与细胞表面的其他结构一起，使细胞有一个相对稳定的内环境，实现其物质交换、能量转换、信息传递、细胞识别和免疫等一系列功能。

细胞生命活动所需要的营养物质通过细胞膜从外界获取，代谢活动所产生的代谢产物也要通过细胞膜排出细胞。细胞膜具有选择通透性，物质跨膜的方式多种多样。

细胞膜对小分子和离子的转运方式有两类：一是被动运输（passive transport），即物质从高浓度侧经过细胞膜转移至低浓度侧，不需要消耗细胞的代谢能。其中，有的不需膜蛋白质的参与，如单纯扩散（simple diffusion）；有的则需要膜运输蛋白的介导，膜运输蛋白有两种，通道蛋白（channel protein）参与的运输方式叫通道扩散，载体蛋白（carrier protein）介导的叫易化扩散（facilitated diffusion）。另一类是主动运输（active transport），物质从低浓度一侧经过细胞膜向高浓度一侧运输，需要消耗细胞的代谢能，在主动运输中需要载体蛋白的介导，这类运输中有传送 Na^+、K^+ 的 $Na^+ - K^+$ 泵，传送 Ca^{2+} 的 Ca^{2+} 泵等，还有离子梯度驱动的主动运输。

大分子和颗粒物质进出细胞是通过一系列膜泡的形成、融合来完成的，叫做膜泡运输。根据物质转运方向，分为胞吞作用（endocytosis）和胞吐作用（exocytosis）。

胞吞作用分为三种类型：吞噬作用（phagocytosis），是细胞摄取颗粒物质的过程，如吞噬细菌、细胞碎片等；吞饮作用（pinocytosis），是细胞摄入液体和溶质的过程；受体介导的胞吞作用（receptor - mediated endocytosis），是细胞利用有被小窝（coated pit）、有被小泡（coated vesicle）等结构特异性摄入特定物质的过程，该方式的典型例子是细胞对胆固醇的摄入。

胞吐作用是细胞内的大分子物质（分泌物、代谢产物）排出细胞的过程。分为四个阶段：形成、移位、入坞和融合。细胞的分泌有两种形式：是固有分泌（constitutive pathway of secretion），分泌物形成之后随即被运到质膜，持续不断地被细胞分泌出去；二是受调分泌（regulated pathway of secretion），细胞内大分子合成后暂存于细胞内，当细胞接受细胞外信号后，才发生分泌活动。

细胞连接（cell junction）是指生物体相邻的细胞膜局部区域特化形成的细胞结合结构，它具有加强细胞之间的机械联系、沟通细胞间物质交换和信息传递的作用。细胞连接根据其结构和功能特点分为三种类型：紧密连接（tight junction）、桥粒（desmosome）和缝隙连接（gap junction）。紧密连接多存在于有腔上皮细胞侧面近管腔处的相邻细胞之间，起封闭细胞间隙、防止管腔内物质自由进入细胞间隙的作用。桥粒，分布于各种上皮细胞之间、上皮细胞与基膜之间，加强细胞间以及细胞与基膜之间的机械联系。缝隙连接多分布于可兴奋细胞和非兴奋细胞，如神经细胞、心肌细胞等，有细胞粘合和细胞通讯的功能。

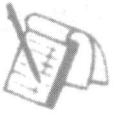

记　录

本章要求

1. 了解生物膜的化学组成；晶格镶嵌模型的基本内容；细胞膜的特性。

2. 掌握单位膜、生物膜的概念；生物膜的分子结构（单位膜模型、液态镶嵌模型）；物质跨膜运输的方式和机制；细胞连接的类型、结构和功能。

第五章　细　胞　核

内容提要

细胞核（nucleus）是真核细胞内最大的细胞器，是真核细胞与原核细胞的最大区别。真核细胞的遗传物质 DNA 主要储存在细胞核内，同时，它还是遗传物质复制和转录的场所，因此，细胞核是细胞生命活动的控制中心。

细胞核的形态结构伴随着细胞的增殖过程呈现周期性变化，间期细胞核由核被膜、染色质、核仁和核基质构成。

核被膜（nuclear envelop）是真核细胞所特有的结构，它的出现将细胞空间分为核与质两个彼此独立又相互联系的功能区，从而使转录和翻译这两个基因表达过程在时空上分开。核被膜是由两层单位膜同心性排列构成的，其上分布有核孔，核孔连同其周围附属的一系列复杂结构合称为核孔复合体（nuclear pore complex）。对核孔复合体结构的认识不完全相同，一种认为由孔环颗粒、边围颗粒和中央颗粒组成，另一种观点认为主要是由柱成分、环成分、辐和腔成分构成。核孔复合体是核质间双向运输的亲水性通道，通过被动扩散和主动运输两种方式完成核物质的输入与输出。

染色质（chromatin）是间期细胞核内 DNA 与组蛋白、非组蛋白及少量 RNA 结合成的纤维状复合结构，按其形态和功能状态不同分为常染色质（euchromatin）和异染色质（heterochromatin），异染色质又分为结构异染色质和兼性异染色质。常染色质纤维螺旋化程度低，功能活跃，其中的某些基因可转录成 mRNA；异染色质螺旋化程度高，功能不活跃。

构成功能性染色质的 DNA 分子必须具有下列三种序列：复制源序列、着丝粒序列和端粒序列，满足这三种基本要素，可构建成"人造微小染色体"。

染色质 DNA 结合蛋白有两类：一类是组蛋白，主要是维持染色质（体）的结构，也参与基因活性调节；另一类是非组蛋白，有一些作为结构蛋白维持染色质结构，而主要的是基因调控蛋白，调控基因的活性。

核小体（nucleosome）是染色质（体）的基本结构单位，每个核小体有组蛋白八聚体构成核心颗粒、200bp 左右的 DNA 和一分子组蛋白 H_1 组成。

染色体（chromosome）是遗传物质在细胞分裂期存在的形式，是间期染色质紧密包装的结果。由染色质组装成染色体，比较流行的模型有多级螺旋模型和袢环模型，这两种模型对于染色体高级结构的构建认识不一致。

中期染色体的结构主要包括染色体臂、着丝粒、动粒、次缢痕、核仁组织区、随体、端粒。染色体分为四种类型：中央着丝粒染色体、亚中着丝粒染色体、近端着丝粒染色体和端着丝粒染色体。通常把一个细胞内的染色体数目和染色体的形态特征叫做核型，核型具有物种特异性。

核仁 nucleolus）是真核细胞间期核中最明显的结构，它是由核仁内染色质、纤维成分、颗粒成分和基质四部分组成。核仁的功能是合成除 5SrRNA 以外的所有 rRNA 和装配核糖体亚基。

除上述结构之外，在真核细胞的核内，还有一个蛋白质纤维组成的网架结构体系，称之为核基质（nuclear matrix）。核基质与 DNA 的复制、基因表达和染色体的构建有密切的关系。

DNA 分子中所蕴藏的遗传信息，通过转录和翻译形成具有生物活性的蛋白质。真核细胞的转录在核内进行，转录初产物经过加工修饰，形成成熟的 RNA，穿过核孔复合体进入细胞质，与核糖体结合，启动翻译过程，即多肽链的合成。翻译过程是在 mRNA、tRNA 和核糖体三者之间相互协同作用下完成的。生物体内这种遗传信息的流动方式称为分子生物学的中心法则。

组成真核细胞染色质（体）DNA 的序列比原核细胞复杂，按其在基因组中出现的次数分为单一序列、中度重复序列和高度重复序列三种类型，编码各种蛋白质的结构基因多属于单一序列。真核细胞的结构基因为断裂基因（split gene），由外显子、内含子、启动子、增强子、终止子组成。

本章要求

1．掌握间期核的基本结构；核膜及核孔复合体的结构；染色质（体）的化学组成、核小体的结构和染色体的装配；核仁的超微结构及功能。

2．了解常染色质和异染色质在结构和功能上的异同。

3．熟悉染色体的形态特征和类型。

第六章　细　胞　骨　架

内容提要

真核细胞质内，由不同类型的蛋白质纤维交织构筑而成的网状系统称细胞骨架（cytoskeleton）。

细胞骨架的纤维类型有三种：微管（microtubule；MT）、微丝（microfilament；MF）和中间纤维（intermediate filament；IF）。它们分别由不同的蛋白质以不同的方式组装成不同直径、形态的纤维类型。

微管的化学组成：其化学组成为球形酸性微管蛋白，有 α - 微管蛋白和 β - 微管蛋白两种。两者分子量相同（55kD），常以二聚体形式存在，是组装成微管的基本单位。

微管结合蛋白（microtubule - associated proteins；MAPs），参与微管的组装和调控。主要有 MAP1、MAP2（200～300 kD）和 tau 蛋白（55～62 kD）。

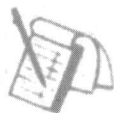

微管的形态与结构：微管是一中空的管状结构，内径为15nm，外径为25nm。管壁由13根原纤维纵向包围而成。α－微管蛋白和β－微管蛋白在构成原纤维时首尾相接交替排列，微管两端组装和解聚的速度不同，因此，微管具有极性。

微管的功能：①参与细胞几何形态的维持；②参与细胞的运动；③参与细胞内的物质运输；④参与细胞分裂时染色体的运动；⑤参与细胞内信号转导。

微丝的化学组成：微丝的基本组成单位是肌动蛋白（43kD），细胞内肌动蛋白有两种存在方式，一种是呈游离状态的球形分子，称球状肌动蛋白（G－actin）；另一种是存在于纤维状微丝内的肌动蛋白残基，称纤维状肌动蛋白（F－actin）。两者在一定条件下可相互转换。参与微丝组装的还有40余种微丝结合蛋白，按其功能可分为五类：①掺入因子；②聚合因子；③交联蛋白和捆绑蛋白；④成核因子；⑤移动因子。它们对微丝的组装有调控作用。

微丝的功能：①参与细胞形态的维持；②参与骨骼肌细胞的伸缩；③参与细胞的分裂；④参与细胞的运动；⑤参与细胞内的物质运输；⑥参与细胞内信号转导。

中间纤维的化学组成：中间纤维是一类形态上十分相似，而化学组成上有明显差别的蛋白质纤维。IF蛋白的典型特征是不同类型的中间纤维都具有一个共有的约310个氨基酸残基组成的、在长度和序列上都非常保守的α螺旋杆状区。而杆状区的两端则为非螺旋区，分别称为头部区（氨基端）和尾部区（羧基端）。不同类型的中间纤维的头尾两端可具有非常不同的组成和化学性质，故为高度可变区。IF主要存在于脊椎动物中。

中间纤维的类型：①角蛋白纤维类；②波形蛋白纤维类；③结蛋白纤维；④胶质纤维酸性蛋白；⑤神经纤维蛋白；⑥核纤层蛋白。

中间纤维的功能：除有为细胞提供机械强度、维持细胞和组织完整性的作用外，还与DNA复制、细胞分化等有关。

本章要求

1. 掌握细胞骨架的概念；微丝、微管的化学组成和功能。
2. 熟悉中间纤维的化学组成、类型和功能。
3. 了解微丝、微管和中间纤维的组装过程；细胞骨架与疾病的关系。

第七章　线粒体与细胞的能量转换

内容提要

线粒体形态结构：线粒体（mitochondrion，Mi）是细胞内较大的细胞器。其形态、大小、数目和分布有细胞类型、功能状态和发育阶段的特异性。

线粒体光镜下呈线状、粒状或杆状。电镜下亚微结构：为两层单位膜包围而成的封闭的囊状结构，由外膜、外腔、内膜、嵴、基粒（头、柄部和基片）及内腔（内含环状DNA、核糖体、多种酶系如三羧酸循环、脂肪酸氧化、氨基酸分解、蛋白质合成等及内含物、水和无机盐等）等酶组成。

线粒体功能：线粒体的功能是氧化供能。它把能源物质彻底氧化，利用氧化过程释放的能量将 ADP 磷酸化，生成含有高能磷酸键的 ATP 储存起来。基粒是 ATP 合成的关键装置。

细胞氧化的基本过程如下：

（1）酵解：葡萄糖→丙酮酸（$CH_3COCOOH$），在细胞质内进行。

（2）乙酰辅酶 A（$CH_3CO \sim SCoA$）生成：$2CH_3COCOOH + 2HSCoA \rightarrow 2CH_3CO \sim ScoA + 2CO_2 + 2H$，在内膜或内腔中进行。

（3）三羧酸循环（线粒体内腔中进行）：乙酰辅酶 A + 柠檬酸→顺乌头酸→异柠檬酸→α 酮戊二酸（$-2H + CO_2$）→琥珀酰 – CoA（$-2H + CO_2$）→琥珀酸→延胡索酸（$-2H$）→苹果酸→草酰乙酸（$-2H + CO_2$）。

三羧酸循环运转一周的结果如下：

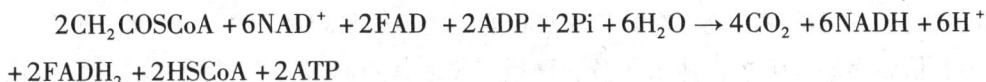

$$2CH_2COSCoA + 6NAD^+ + 2FAD + 2ADP + 2Pi + 6H_2O \rightarrow 4CO_2 + 6NADH + 6H^+ + 2FADH_2 + 2HSCoA + 2ATP$$

（4）电子传递偶联氧化磷酸化：前述各步骤脱下的氢原子首先解离为氢质子（H^+）和电子（e^-），电子经过线粒体内膜上的酶复合体系逐级传递至氧，则 $1/2O_2 + 2e^- \rightarrow O^- + 2H^+ \rightarrow H_2O$。在电子传递过程中，电子由能量较高水平降为能量较低水平，释放的能量以 ATP 的形式储存于细胞中。

因传递电子的酶复合体系是由一系列能够可逆地接受和释放氢质子（H^+）和电子（e^-）的化学物质（酶复合体Ⅰ、Ⅱ、Ⅲ、Ⅳ）所组成，它们在线粒体内膜上有序地排列成相互关联的链状，故称电子传递链（亦称呼吸链）。伴随电子传递链的氧化过程所进行的能量转换和 ATP 的生成，称氧化磷酸化。

综上所述，一分子葡萄糖彻底氧化所释放的能量可用下列简式表示：

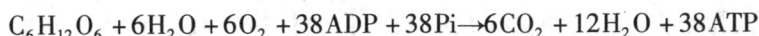

$$C_6H_{12}O_6 + 6H_2O + 6O_2 + 38ADP + 38Pi \rightarrow 6CO_2 + 12H_2O + 38ATP$$

线粒体是半自主性细胞器，在线粒体基质中含有环状 DNA 和蛋白质合成的全套机构，但线粒体本身合成的蛋白质种类有限，绝大多数蛋白质还是由核基因编码，在细胞质核糖体上合成。

线粒体基因组：人的 mtDNA 全长 16569bp，共含 37 个基因。mtDNA 的特点：①双链环状，多拷贝，自主复制；②基因内几乎无内含子，基因间间隔极短或无间隔甚至重叠；③高效转录，缺少终止密码，仅以 U 或 UA 结尾；④突变率高，缺乏修复能力；⑤母系遗传；⑥部分密码与通用密码不完全相同。

线粒体是一个结构复杂而又敏感多变的细胞器，其形态结构和 mtDNA 易受环境因素的影响而发生改变，因 mtDNA 突变而导致的疾病称线粒体遗传病，呈母系遗传。

本章要求

1. 掌握线粒体的结构、化学组成和功能。呼吸链、氧化磷酸化及 ATP 酶复合体的概念。

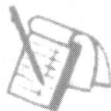

2. 熟悉细胞氧化的基本过程及各过程发生的部位；电子传递链的基本物质组成。

3. 了解线粒体基因组的特点；"化学渗透假说"的概念及 ATP 合成的机制。

第八章　细胞内膜系统

内容提要

内膜系统（endomembrane system）是真核细胞所特有的，是指除细胞膜以外细胞内所有以单位膜为基础的细胞器的统称，它们在结构、功能乃至发生上都具有一定的联系。主要包括内质网、高尔基复合体、溶酶体及过氧化物酶体等。

1. 内质网（endoplasmic reticulum，ER）

形态结构：内质网是由一层单位膜围成的相互连续的扁囊样结构、分支小管和小泡交织而成的三维网状膜系统。它外与质膜相连，内与核膜相通。

类型：依膜表面有无核糖体附着分为两类：膜表面有核糖体附着的称粗（糙）面内质网（rough endoplasmic reticulum；rER），主要由扁囊样结构和小泡组成。膜表面无核糖体附着的称滑（光）面内质网（smooth endoplasmic reticulum；sER），主要由分支小管组成。

rER 的功能：①合成外输性蛋白质（分泌到细胞外的酶或激素）和膜镶嵌蛋白质（或称膜整合蛋白，如膜受体、膜抗原等）；②参与蛋白质的浓缩和运输。③参与蛋白质的修饰和加工（如蛋白质的糖基化和多肽链的折叠）。④参与膜脂的合成。

sER 的功能：参与膜脂的合成、糖原的代谢、解毒作用、钙的储存和调节以及盐酸的分泌、血小板的生成和渗透压的调节等，功能较为复杂。

2. 高尔基复合体（Golgi complex；GC）

形态结构：光镜下呈网状分布。电镜下由一层单位膜围成的扁平膜囊、小囊泡和大囊泡组成。高尔基复合体是一个极性细胞器，其立体结构可分为三部分：①顺面高尔基网（络），亦称形成面、未成熟面或凸面，靠近内质网，是小囊泡融合的部位。②中间高尔基网（络），亦称高尔基堆，3～10 层平行排列，中间高尔基网亦可分三个功能不同又相互关联的区室，即顺面扁囊、中间扁囊和反面扁囊。③反面高尔基网（络），亦称分泌面、成熟面和凹面，朝向质膜，是大囊泡出芽的部位。

高尔基复合体的功能：①分泌蛋白的浓缩和修饰（糖基化）。②分泌蛋白的分拣和运输。③参与溶酶体的形成。④与某些蛋白质或激素的水解和加工有关。

3. 溶酶体（lysosome）

形态结构：是由一层单位膜围成的圆形或卵圆形的囊泡状结构。大小在0.2～0.8μm。它是以出芽的方式从高尔基复合体的反面网络上形成的，内含 40 余种酸性（pH4～6）水解酶。

类型：根据溶酶体的形态结构和功能状态可分为三类：①初级溶酶体，从高尔基复合体的反面网络上刚形成的只含酶不含底物的溶酶体。②次级溶酶体，初级溶酶体＋底物，又称吞噬性溶酶体。依底物的来源不同又分为：初级溶酶体＋外源性底物→

异噬性溶酶体；初级溶酶体＋内源性底物→自噬性溶酶体。③终末溶酶体，次级溶酶体的消化功能终结，但仍含残余底物的溶酶体，又称残余体或残体，残余体可外吐或存留在细胞质质内。存留在神经细胞或心肌细胞质内的如脂褐素等。

功能：①消化营养功能，它可消化多数外源性和内源性物质。如消化的是外源性物质（吞噬泡、吞饮泡）称异溶作用；消化的是内源性物质（衰老死亡的细胞器）则称自溶作用；对剩余分泌颗粒的吞噬消化作用称为分泌自噬。任何一种消化分解后的小分子物质均可作为营养物质被重新利用。②自溶作用和细胞外消化作用，溶酶体膜破裂，酶外泄后细胞自身被消化称自溶作用。发生于胚胎发育的特定阶段，如青蛙的变态发育，骨的再生，脊椎动物的性分化等阶段。溶酶体的酶经外吐作用释放到细胞外而消化胞外物质称细胞外消化作用，如精子的顶体反应。③防御作用，如异噬性溶酶体消化分解病毒或细菌。④参与激素的合成、分泌过程，经"膜流"实现受体的再循环。其基本途径是：胞外剩余激素→质膜内吞→有被小泡或无被小泡→内吞体＋初级溶酶体→配体－受体解离→对激素加工处理→高尔基复合体→对激素加工处理→分泌泡→外吐→质膜解离后的含受体小泡→质膜。⑤参与免疫过程：基本途径是：抗原→机体→巨噬细胞→内吞＋初级溶酶体→加工处理→释放免疫信息→T淋巴细胞或B淋巴细胞→释放淋巴素或抗体→细胞免疫或体液免疫。

在免疫过程中，形成的免疫复合物（即抗原－抗体复合物），也可促使溶酶体释放中性蛋白酶，从而破坏血管的弹性蛋白而致脉管炎；破坏肾小球微血管基膜引发肾小球肾炎；破坏肺结缔组织致肺气肿；破坏软骨则致关节炎。

4. 过氧化物酶体（peroxisome） 亦称微体（microbody），是由一层单位膜围成的圆形或卵圆形的囊泡状结构。大小在 $0.2 \sim 1.7 \mu m$。内含多种氧化酶及过氧化氢酶。其功能是调节细胞 H_2O_2 的含量，在肝或肾细胞中能氧化分解血液中的有毒物质，起解毒作用。

5. 核糖体（ribosome） 核糖体为非膜性细胞器，但其功能与内膜系统关系密切。核糖体是由rRNA和多种蛋白质共同组成的颗粒状结构，直径 $15 \sim 25nm$，由大小二个亚基以特定的形式聚合而成。蛋白质合成时大小亚基聚合成核糖体颗粒，合成结束大小亚基分离。游离在细胞质中的核糖体称游离核糖体，附着在内质网膜上的称固着核糖体。一条mRNA上附着多个核糖体成串排列时称多聚核糖体。活细胞中核糖体的大小亚基、单核糖体和多聚核糖体处于不断分离与聚合的动态平衡之中。

功能：它担负着将mRNA上的遗传信息翻译组装成蛋白质的任务，所以核糖体又称为"蛋白质合成机"。

本章要求

1. 掌握内膜系统、rER、sER、信号肽、多聚核糖体、初级溶酶体、次级溶

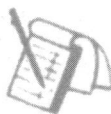

酶体、自噬性溶酶体、异噬性溶酶体、自噬作用、异溶作用的概念；ER、GC、溶酶体的形态结构和功能。

2. 熟悉蛋白质合成及转运、溶酶体形成的基本过程；过氧化物酶体的形态结构和功能。

3. 了解溶酶体、ER、GC的形态结构和功能异常与疾病的关系。

第九章　细胞的信号转导

内容提要

细胞信号（cell signal）：是指刺激细胞发生特异性反应的细胞外信号物质（如神经递质、激素、药物、光子等，即配体）。细胞离开外界信号将不能生存，细胞靠受体识别外界信号并与之结合。

信号转导（signal transduction）：是指细胞外部的信息物质通过与细胞质膜上或胞质内的受体特异性结合，经过一系列信号转换的级联反应，导致细胞对外界刺激产生快速的反应，从而完成该信号引发的生物学效应的现象。

信号级联（signal cascade）：指信息的多级传递和"瀑布效应"，即信号转导过程中的"放大"作用。外界信息经细胞内多次信号转换，在大多数情况下信号可被巨幅放大，故即使细胞外微弱的信号分子也足以激发细胞一个较大的反应。

1. 受体（receptor）的概念和类型　受体是指细胞膜上或细胞质内存在的一种具有与外界信号特异性识别和结合功能的蛋白质组分，它能将外界信号转化为细胞内的一系列生化反应，并引发细胞结构或功能改变生物学效应。

受体所接受的外界信号统称配体。

依受体所在细胞的部位不同可分为细胞膜受体和细胞内受体两种类型：

（1）膜受体　①生长因子类受体，因受体本身具酪氨酸激酶的活性，故又称酪氨酸激酶受体。该受体为跨膜蛋白，向细胞外部分为配体结合区；向细胞内部分为激酶活性区。②配体闸门离子通道受体，本身既是受体又是离子通道。受体－配体结合后，可以在几毫秒内产生离子通道的开放效应。是神经系统和肌细胞特有的受体。③ G 蛋白耦联受体，因其肽链七次跨膜似蛇盘曲故又称蛇形受体。受体－配体结合后，受体变构而激发 G 蛋白活性，从而将外界信号转化为细胞内的一系列生化反应。

（2）胞内受体　部分甾醇类激素直接穿过细胞膜与细胞核受体结合，受体－配体结合后，常作为转录因子直接参与基因的调控。

G 蛋白：广义上凡是能与鸟苷酸（GTP/GDP）结合的蛋白统称 G 蛋白，即鸟苷酸结合蛋白，但通常仅指信号传导途径中与受体耦联的 G 蛋白。G 蛋白为 α、β、γ 三个亚单位的异聚体。根据 G 蛋白 α 亚单位的不同，G 蛋白又分为 Gs、Gi 和 Gq 三类。对效应蛋白起激活作用的 α 亚单位为 αs（stimulate）亚单位，对应 G 蛋白为 Gs；对效应蛋白一直起作用的 α 亚单位为 αi（inhibit）亚单位，对应 G 蛋白为 Gi；Gq 机制不详。

2. 第二信使（second messenger）　　通常把细胞外信号物质称第一信使，而把配

体 – 受体作用下细胞外信号转变为细胞内信号的过程中，细胞内激发产生的参与信号转导的一类小分子物质称第二信使。第二信使在传播信号的过程中有放大信号的作用。常见的有 cAMP、cGMP、二酯酰甘油（甘油二酯，DAG）、三磷酸肌醇（IP_3）、Ca^{2+} 等。

（1）cAMP（cyclin AMP）　其作用途径如下：

配体 + G 蛋白耦联受体

↓

G 蛋白活化→腺苷酸环化酶（AC　　开放离子通道（如嗅觉上皮细胞）

↓　　　↗

ATP→cAMP →蛋白激酶 A（PKA）→调节基因转录调节蛋白→基因转录

（2）cGMP（cyclin GMP）　其作用途径如下：

配体 + G 蛋白耦联受体

↓

G 蛋白活化→膜结合型鸟苷酸环化酶（GC）

↓　　　　开放离子通道(如视网膜光感受器)

　　　　　　↗

GTP→cGMP →蛋白激酶 G（PKG）→酶蛋白磷酸化→调节细胞代谢

③DAG、IP_3、Ca^{2+} 信号系统　其作用途径如下：

配体 + G 蛋白耦联受体

↓

G 蛋白活化→磷脂酶 C（PLC）

↓

4,5 – 二磷酸脂酰肌醇(PIP_2)→DAG→蛋白激酶 C（PKC）→蛋白磷酸化→调节细胞代谢

↓

IP_3 + IP_3 受体（内质网膜上）

↓

开放 Ca^{2+} 通道

↓

Ca^{2+} + CaM（钙调素）

↓

Ca^{2+} CaM 复合物→蛋白激酶或磷酸酶→蛋白磷酸化→调节细胞代谢

本章要求

1. 掌握受体的基本概念、受体的类型和受体的结构及作用特点。

2. 熟悉 G 蛋白的类型及各类 G 蛋白的共同特征和作用机制；第二信使的概念及几个重要的第二信使，如 cAMP、cGMP、DAG、IP_3、Ca^{2+} 等。

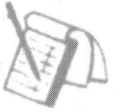

3. 了解蛋白激酶的共同特点及级联放大效应的作用；信号传导障碍引发的一些疾病。

第十章　细胞生长、分裂和细胞周期

内容提要

细胞生长：指细胞质量、体积增加的生命现象。

细胞分裂：又称细胞增殖，指细胞通过分裂增加数目的生命现象。细胞只有通过增殖才能实现机体的生长、发育和繁衍后代及机体损耗细胞的补充和更新。

真核细胞分裂方式：①无丝分裂（amitosis），是细胞的直接分裂方式，其主要特点是无纺锤丝、染色体的形成。基本过程为：DNA、核仁复制→核变形、分裂→细胞质分裂。②有丝分裂（mitosis），发生在体细胞形成过程中，有纺锤丝、染色体的形成，包括核分裂和胞质分裂，基本过程为：DNA 复制→染色体、纺锤体形成→姐妹染色单体分离、平均分配移向两极→细胞质分裂。分裂的结果，形成了遗传性与亲代细胞完全相同的 2 个子代细胞。③减数分裂（meosis），是配子发生时的特殊分裂方式，DNA复制一次，细胞连续分裂两次（第一次为同源染色体分离，第二次为姐妹染色单体分离），子细胞比母细胞的遗传物质含量减少一半。

细胞增殖周期（cell cycle）：指连续分裂的细胞从前一次细胞分裂结束开始，到下一次细胞分裂结束为止所经历的全过程。

有丝分裂周期

间期：DNA 合成前期（G_1 期），DNA 合成期（S 期），DNA 合成后期（G_2 期）。

分裂期（M 期）：前期→中期→后期→末期→2 个子细胞。

减数分裂周期

第一次减数分裂：（前）间期；前期：细线期→偶线期→粗线期→双线期→终变期；中期；后期；末期。

第二次减数分裂：间期→前期→中期→后期→末期→四个子细胞。

减数分裂的结果，雄性可生成四个雄配子；而雌性生成一个雌配子和三个极体。

减数分裂的关键是减数第一次分裂，偶线期同源染色体配对联会，粗线期同源染色体非姐妹染色单体间交叉互换。由于非同源染色体的自由组合，非姐妹染色单体间片断的交换和重组，构成了生物体遗传变异的细胞学基础。

细胞增殖周期的调控是严格有序、涉及多因子多层次的过程：

（1）细胞周期调控因子

①细胞周期蛋白（cyclin）家族和细胞周期蛋白依赖激酶（cyclin – dependent kinase，CdK）家族。

cyclin 家族有：cyclinA、B、C、D、E、F、G、H 等。

CdK 家族有：CdK_1、CdK_2、CdK_3、CdK_4、CdK_5 等。

CdK 与 cyclin 家族成员结合形成的复合物可参与多种蛋白质的磷酸化，这些磷酸化的蛋白质在细胞周期的 DNA 复制和细胞分裂事件中起重要的调控作用。

②成熟促进因子（MPF）：是一种在 G_2 期形成，能促进 M 期启动的调控因子。

③生长因子：是一类通过与膜受体结合，调控细胞周期的多肽类物质。可来自细胞自分泌或旁分泌。它是通过信号传导途径来调控细胞周期。

④抑素（chalone）：是一类由成熟细胞自身产生的，对细胞周期过程有抑制作用的糖蛋白物质。

（2）细胞周期调控基因

①细胞分裂周期基因（cell division cycle gene；cdc）：基因的表达有细胞周期的依赖性或其基因产物直接参与细胞周期调控的一类基因，称细胞分裂周期基因（cdc），如人类的 cdc_2。

②癌基因与抑癌基因：能导致细胞癌变的 DNA 序列称癌基因（oncogene，onc）。逆转录病毒基因组中的致细胞癌变的 DNA 序列称病毒癌基因（V - onc）；正常细胞基因组中含有的和病毒癌基因（V - onc）相似的 DNA 序列称细胞癌基因（C - onc），又称原癌基因（proto - oncogene）。细胞内原癌基因突变成为癌基因（C - onc），可使细胞异常增殖而癌变。

本章要求

1. 掌握细胞生长、分裂及细胞周期的概念；细胞有丝分裂和减数分裂各分期的主要特点。

2. 熟悉细胞周期的调控因子和调控方式。

3. 了解细胞周期调控的遗传基础；研究细胞周期的方法、细胞周期与肿瘤发生的关系。

第十一章　细　胞　分　化

内容提要

细胞分化（differentiation）：指受精卵产生的同源细胞，在形态、功能和蛋白质合成方面发生稳定性差异的过程。

在细胞分化的过程中，胚胎细胞由全能细胞（如八细胞以前的胚）→多能细胞（如三胚层以后的胚细胞）→单能细胞（器官发生后的组织细胞）不断演化，即早期胚胎细胞向多方向发展的分化潜能不断丧失。胚胎三胚层期，在细胞之间出现可识别的形态和功能差异之前，细胞的潜能逐渐受限，细胞受到约束而向着特定的方向分化，最终形成具有特定形态和功能的细胞的能力称细胞决定（cell determination）。

细胞分化是基因差异性表达（differential gene express）的结果，即在已分化的细胞中，基因组的所有基因并不全部表达，而是按一定的时空顺序差别表达。也就是不同类型的细胞内，有不同类型的基因表达而合成不同类型和数量的蛋

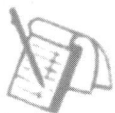

白质。

在所有类型的细胞内均表达的基因称管家基因（housekeeping gene，亦称持家基因），即维持细胞最低限度的功能和生存不可缺少的基因，管家基因在各类细胞中持续表达。

与维持分化细胞的特殊形态和功能有直接关系的基因称奢侈基因（luxury gene），即只在特定分化细胞中表达的基因。其表达有严格的时序性，但该基因表达与否对细胞的基本生存能力无直接影响。

同源细胞在不同的发育阶段分化成不同形态结构和功能的细胞，受其所在的周围环境因素的诱导和影响。影响细胞分化的本质因素是细胞核，通过核基因的差别表达生成特异性的 mRNA，调控蛋白质的种类和数量，产生不同的生物性状。

细胞核的分化潜能亦受核所在的细胞质的影响，即子细胞获得的细胞质成分可调节核基因的表达和影响细胞分化。核/质间的相互作用可持续存在于细胞的整个分化过程。

某细胞可对其邻近的组织细胞产生影响，且决定邻近的组织细胞的分化方向称分化诱导（differentiation induction）。而分化细胞抑制其邻近的组织细胞分化成同类细胞的能力称分化抑制（differentiation inhibition）。

另外激素、细胞粘合分子（cell adhesion molecule；CAM）及位置信息（positional information）均影响细胞的分化。位置信息有：①细胞核内提供的位置信息；②细胞质成分提供的位置信息；③细胞所在空间提供的位置信息；④细胞能感知的外部来源的位置信息。Wolpert 等提出的假说认为，细胞通过感知自己所处局部的某些可溶性因子（形成素）的浓度来确定自己在梯度中的位置，从而进入分化、迁移和增殖，但详细机制不详。

癌细胞是恶性分化的细胞，通常具有侵袭性及广泛转移的能力和永生性。

本章要求

1．掌握细胞分化、细胞全能性和细胞决定的概念。

2．熟悉细胞分化的实质及细胞分化中基因表达的调节；细胞核和细胞质、诱导和抑制、激素和粘合分子及位置信息对分化的影响。

3．了解细胞分化和癌细胞。

第十二章　细胞的衰老与死亡

内容提要

细胞衰老、死亡是细胞生命活动中的基本规律，但有机体的衰老死亡与细胞的衰老死亡是两个概念。在细胞衰老的过程中，细胞膜体系、骨架系统、线粒体、细胞核及蛋白质的合成等都有很大变化。

细胞衰老的学说有 300 余种，最主要的为自由基理论和遗传程序理论。细胞死亡有两种截然不同的过程和方式，即坏死性死亡和细胞凋亡，两者在形态结构、生化代谢、分子机制、结局和意义上均有本质区别。细胞凋亡不是病理条件下的自体损伤现象，而是一种为适应生存而采取的主动死亡过程。

在临床医学上，对肿瘤细胞的癌基因与细胞凋亡之间的相互关系进行研究，使人们从另一全新的角度去认识肿瘤细胞的发生、发展、转归的机制，为肿瘤的治疗提供了新的线索。

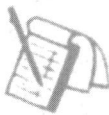

本章要求

1. 掌握细胞衰老的概念与特征；细胞凋亡的概念与特征。

2. 熟悉细胞坏死与细胞凋亡的异同；自由基理论和遗传程序理论细胞衰老学说。

3. 了解神经免疫网络论、错误成灾说等衰老学说；细胞凋亡的基因调控机制。

第十三章　干　细　胞

内容提要

干细胞（stem cell）是处于分化过程之中仍具有增殖分裂能力并能分化产生一种以上的"专业"细胞的原始细胞。根据其存在的部位和分化潜能的大小可分为胚胎干细胞和成体干细胞。

胚胎干细胞是具有分化为机体任何一种组织器官潜能的细胞。成体干细胞存在于成熟机体各种组织器官中，是使组织器官具有自我更新能力的干细胞。

干细胞在形态上为圆形或椭圆形，体积较小，核质比相对较大。生化特征上具有较高的端粒酶活性。增殖特性上表现为缓慢性和自稳定性及转分化和去分化能力。干细胞的增殖分化受微环境中分泌因子、受体介导的细胞间作用及整合素细胞间质的调节。

本章要求

1. 掌握干细胞的概念、分类及增殖分化特征；胚胎干细胞的形态、生化特征及其分化潜能。

2. 熟悉干细胞增殖分化的微环境。

3. 了解精原干细胞及各类干细胞特征；胚胎干细胞科学的发展带来的伦理学挑战。

第十四章　细　胞　工　程

内容提要

细胞工程（cell engineering）是应用细胞生物学和分子生物学方法，在细胞水平上进行操作，改变细胞的遗传特性和生物学特性，以获得具有特定生物学特性的细胞或生物个体的技术。

　　细胞工程通过细胞融合（cell fusion）或细胞重组（cell reconstruction）达到改造细胞的目的，单克隆抗体、转基因生物、克隆生殖都是以此为基础衍生出来的高新技术。在临床医学上，细胞治疗（cell treatment）和组织工程（tissue engineering）是再生医学（regenerative medicine）的重要组成部分。

本章要求

　　1. 掌握细胞工程的概念。

　　2. 了解细胞工程常用的技术，如细胞融合、基因转移、单克隆抗体、干细胞工程等的基本原理和操作步骤；细胞工程在现代医学中的应用。

医学遗传学

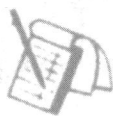

记　录

第一章　遗传学与医学

内容提要

　　医学遗传学（medical genetics）主要研究遗传病的发病机制、传递规律、诊断、治疗和预防的学科。其任务在于揭示各种遗传病的传递规律和发病机制，目的是减少患者出生。遗传医学（genetic medicine）则是为患者提供诊断、治疗、筛查、预防、咨询、随访等临床服务，目的是减少患者的痛苦。所以医学遗传学是医学与遗传学相互渗透的一门边缘学科。

　　遗传病是指生殖细胞或受精卵的遗传物质突变而引发的疾病，可在上下代之间垂直传递。遗传病包括单基因病、多基因病、染色体病、线粒体遗传病和体细胞遗传病五类。大多数遗传病表现为先天性和家族聚集现象，但遗传病不等于先天性疾病和家族性疾病。

　　生物的正常性状和异常性状（疾病）都是基因在发育过程中和环境条件相互作用的结果。

　　目前，遗传病已是临床上的常见病和多发病，它严重影响人类素质和健康。遗传病的传递规律和发病机制、诊断、治疗、筛查、预防等问题，已引起人们的普遍关注，已是医学基础和临床医学研究的重要课题。临床工作者必须掌握、熟知和了解相关知识，为提高人类素质和健康水平做出自己的贡献。

本章要求

1. 重点掌握医学遗传学和遗传病的概念及遗传病的分类。
2. 熟悉医学遗传学研究的内容和任务。
3. 了解医学遗传学的分支学科和我国人群遗传病的危害现状。

第二章　遗传信息的结构与功能

内容提要

　　决定生物遗传特性的物质是 DNA，在 RNA 病毒中为 RNA。DNA 由脱氧核糖、磷酸和有机碱（A、T、C、G）组成，而 RNA 由核糖、磷酸和有机碱（A、U、C、G）组成。DNA 的分子结构是由两条反向平行的脱氧多核苷酸链组成的双螺旋结构。双链间以 A＝T 和 C≡G 互补原则配对。

真核生物的 DNA 与组蛋白等结合，在间期细胞核内以染色质状态存在，分裂期则形成染色体。基因的本质是特定的 DNA 功能片段，它是遗传的功能单位。

基因主要分为结构基因和调控基因。人类的大部分结构基因由编码序列（外显子）和非编码序列（内含子）间隔排列而成，其侧翼序列包括启动子、增强子和终止子等结构。

人类基因组包括核基因组和线粒体基因组。核基因组由单一序列和重复序列组成，前者包含结构基因和假基因，后者包括基因家族、基因蔟、调节序列和功能不详的 DNA 序列。

DNA 是遗传信息的载体，基因内三个相邻碱基组成一个"三联体"密码，决定多肽中的一个氨基酸。基因的复制为"半保留复制"。基因的表达主要通过"转录"和"翻译"而实现。

转录是以 DNA 的反编码链为模板，按碱基互补原则合成前体 RNA（hnRNA），经剪切、拼接、戴帽和加尾，变成成熟的 mRNA。mRNA 从细胞核转移到细胞质内，与核糖体结合，再翻译成多肽链。

基因表达的调控决定了蛋白质合成的种类和数量。真核生物的基因调控在转录前、转录时、转录后、翻译时和翻译后等不同水平上实现，其细节不详。

基因的突变包括 DNA 碱基顺序、类型和数目的改变。它可由碱基置换、丢失和插入及错误配对或不等交换而引发。基因突变可导致其编码的蛋白质（酶）发生质和量的改变而引发分子病或先天性代谢病。

本章要求

1. 重点掌握基因和基因突变的概念及类型、结构基因的特点和人类基因组 DNA 序列的分类。

2. 熟悉 DNA 的分子结构和复制、转录、翻译的概念及其基本过程。

3. 了解基因表达的调控。

第三章　人类染色体和染色体病

内容提要

染色体结构和数目的改变称染色体畸变（chromosome aberration）。造成染色体畸变的原因有物理因素、化学因素、生物因素、遗传因素和母亲年龄等。染色体畸变包括结构畸变（chromosome numerical aberration）和数目畸变（chromosome structural aberration）两大类。染色体结构畸变的机制是染色体断裂和断裂后的错误重接和丢失，因而造成染色体的缺失、重复、倒位和易位。染色体数目畸变又分为整倍性改变（以 n 为基数的增减）和非整倍性改变（以条为基数的增减）两类，整倍性改变的机制是双雌受精（digyny）、双雄受精（diandry）和核内复制（endoreduplication）。非整倍性改变的机制是染色体的不分离和丢失，可形成超二倍体、亚二倍体、假二倍体和嵌合体。

因染色体结构和数目畸变而引发的疾病称染色体畸变综合征（chromosome aberration syndrome）。染色体畸变综合征的共有临床表现为：多发畸形，生长发育迟缓和程度不同的智力低下及特殊的皮肤纹理三联征。依发生畸变的染色体不同，染色体畸变综合征可分为常染色体病和性染色体病。临床上较常见的常染色体病有 21 - 三体、18 - 三体和 13 - 三体，较常见的性染色体病为先天性卵巢发育不全综合征（45，X）、先天性睾丸发育不全综合征（47，XXY）和 Fra - X 综合征及两性畸形。染色体结构和数目畸变是引发习惯性流产的原因之一。

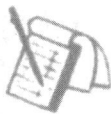

本章要求

1. 掌握人类染色体的形态结构、类型和数目；染色体显带核型和非显带核型的国际描述规则；染色体畸变的概念和类型；临床常见染色体病的核型和类型。

2. 熟悉 X 染色质、Y 染色质、ISCN 和染色体多态性概念。

3. 了解高分辨显带、SCE 技术和方法。

第四章　单基因遗传病

内容提要

单基因遗传是指某种遗传性状受一对等位基因控制的遗传。由单基因突变引发的疾病称单基因病。

根据决定某一性状或疾病的基因位于常染色体上或性染色体上，是显性还是隐性，可将人类单基因遗传分为五种主要遗传方式：

- 常染色体隐性遗传（AR）。
- 常染色体显性遗传（AD），因杂合体的表现形式不同，又分为：完全显性、不完全显性、不规则显性、共显性、延迟显性。
- X 连锁隐性遗传（XR）。
- X 连锁显性遗传（XD）。
- Y 连锁遗传。

此外，还有从性遗传和限性遗传。前者是基因位于常染色体上，但表型受性别的影响而显出男女分布比例或表现程度差异的现象。后者为基因位于常染色体上或性染色体上，但由于性别的限制，只能在一种性别表现，而另一种性别则完全不表达，但不表达的性别仍可把基因传递给下一代。

在遗传学中，表型通常是由基因型决定的，但同一表型并不一定是一种基因型表达的结果。故在遗传病分析时，还应考虑到遗传的异质性（即多因一效性）、基因的多效性（即一因多效性）及拟表型。

估计单基因病的再现风险时，基因型可确定的个体，再现风险可按系谱特点推

记　录

算。基因型不可确定的个体，再现风险的估计可应用 Bayes 逆概率定律来推算。在特定遗传条件下，要把基因型不可确定者的各种可能的基因型均考虑在内。Bayes 逆概率定律应用四个概率：①前概率：按照单基因遗传定律和系谱特点所得出的理论概率。②条件概率：依据家庭内各成员的健康情况、正常子女数、患儿数、发病年龄、实验室检查结果等得出的概率。③联合概率：前概率和条件概率之积。④后概率：每一假设条件（基因型）下的联合概率，除以所有假设条件下的联合概率之和，即联合概率的相对概率。

本章要求

1. 重点掌握单基因遗传病的遗传方式和系谱特点。
2. 掌握单基因遗传病复发风险的估计。
3. 了解遗传的异质性和一因多效性。

第五章　多基因遗传病

内容提要

多基因遗传的表型性状由不同座位的多个基因共同决定。其性状变异在群体中呈连续的正态分布，故称为数量性状遗传。其决定性状的每个基因作用微小，故称微效基因。微效基因间对表型性状的形成有累加效应。因多基因遗传的性状易受环境因素的影响故又称多因子遗传。

一些常见的家族性先天畸形或疾病与遗传有关，但又不同于单基因遗传病的遗传方式，它们属于多基因遗传病。在多基因遗传病中，个体是否易于患病即易患性由遗传基础和环境因素共同决定，在二者的共同作用下，遗传基础在疾病发生中所起作用大小的程度称遗传度（亦称遗传率或遗传力，H）。

易患性变异也是一种数量性状，在群体中呈正态分布。当个体的易患性高达一定限度（阈值）时，该个体将患病。故在一定条件下，阈值代表发病所需的最低限度的致病基因的数量。

估计多基因遗传病的再现风险时，应综合各种情况进行判断分析，如亲属级别、患者数量、患者的严重程度，以及发病率是否有性别差异等。

本章要求

1. 重点掌握多基因遗传、微效基因、易患性、发病阈值和遗传度的概念。
2. 一般掌握多基因遗传病的再现风险的估计。
3. 了解多基因遗传性状的特点。

第六章　群　体　遗　传

内容提要

群体遗传学是遗传学的分支学科，主要研究群体的基因频率、基因型频率以及影响这些频率变化的因素和与遗传结构的关系，从而揭示群体的遗传组成和演变规律。

医学群体遗传学的研究可使人们了解人类遗传病的传递方式、发病率、致病基因的频率及其变化的规律，为认识遗传病的发病机制、遗传咨询及遗传病的预防、监测和治疗提供理论依据和资料。

1. 群体的遗传结构

（1）群体的概念：从遗传学角度，指凡生活在一定区域范围内，可相互婚配并产生正常能育的后代的个体集群称遗传群体。遗传群体又称孟德尔群体。

（2）基因库：一个遗传群体内全部遗传信息称基因库。同一个遗传群体内所有个体共享同一基因库，不同的群体具有不同的基因库。

（3）基因型频率和基因频率

①基因型频率：指群体中某特定基因型个体的数目与群体总数目的比率。某一基因座位上全部基因型频率的总和等于 1。例如，某一基因座位上有一对等位基因 A 和 a，群体中则有 AA、Aa 和 aa 三种基因型，设 AA = D、Aa = H、aa = R，则 D + H + R = 1。

②基因频率：指群体中某一基因座位上某特定基因出现的数目与该位点可能出现的全部等位基因总数目的比率。任何基因座位上基因频率总和必定等于 1。例如，某一基因座位上有一对等位基因 A 和 a，设基因 A 频率为 p，设基因 a 频率为 q，那么 p + q = 1。

③基因型频率和基因频率的换算关系：群体中某基因的频率等于相应纯合基因型的频率加上 1/2 杂合基因型的频率。

假如，某一基因座位上有一对等位基因 A 和 a，设基因 A 频率为 p，基因 a 频率为 q，p + q = 1，该群体三种基因型 AA = D、Aa = H、aa = R；则 p = D + 1/2H，q = R + 1/2H。

2. 遗传平衡定律　在一定的条件下，群体的基因型频率和基因频率代代保持不变称为遗传平衡定律，即 Hardy – Weinberg 定律。平衡群体的基因型频率和基因频率符合下列公式：

$$(p + q)^2 = p^2 + 2pq + q^2 = 1$$

即在平衡群体中，AA、Aa 和 aa 三种基因型频率的比值为 $p^2 : 2pq : q^2$。

3. 影响遗传平衡的因素　突变、选择、迁移、遗传漂变和近亲结婚都可改变群体的遗传结构，其中突变、选择、迁移和近亲结婚的作用方向是可以预测的，而遗传漂变的作用方向是不定的，即无法预测。突变、选择往往同时作用于同一群体，从而使遗传病保持着相对恒定的发病率。选择对显性致病基因的淘汰作用显著，而对隐性致病基因的淘汰作用十分缓慢。医疗技术的进步可使选择放松而造成致病基因频率的逐代增加。尤其显性致病基因的放松，会造成致病基因频率呈线性增加。

4. 遗传负荷　指在一个群体中由于致死基因或有害基因的存在而使群体适合度降低的现象，一般用群体内每个个体平均携带致死基因或有害基因的数目

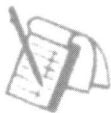

表示。

遗传负荷的来源有突变负荷和分离负荷两方面。凡是影响群体遗传结构的因素都可改变遗传负荷。

随着人类生存环境污染的加剧和突变率增高，必将增高人类的突变负荷。另一方面，近亲结婚亦会增高隐性致病基因纯合的几率，使后代发病几率增大，所以群体平均近婚系数升高亦将增加群体的遗传负荷。

5. 近亲婚配

（1）近亲婚配的概念　医学遗传学通常将 3～4 代内有共同祖先的个体群称近亲。近亲个体之间的婚配称近亲婚配。近亲个体间关系的远近用亲缘系数（r，又称血缘系数）来衡量，它是指近亲的两个个体在一定基因位点上具有共同祖先的同一等位基因的概率。

亲缘系数的计算公式：$r = m \times (1/2)^{n_1 + n_2}$。m 表示近亲个体间共同的祖先个数，如表兄妹间 m = 2，隔山表兄妹（上一代为同父异母或同母异父）间 m = 1。n_1、n_2 分别表示共同祖先将其基因传给近亲的两个个体的传递步骤。

$r = 1/2$ 称一级亲属，$r = 1/4$ 称二级亲属，$r = 1/8$ 称三级亲属。

（2）近婚系数的概念　指近亲婚配的两个体可能从共同祖先得到同一个基因，婚后又把同一个基因传给他们子女的概率。即近亲婚配的后代基因纯合的可能性的大小。用 F 表示。

常染色体基因近婚系数的计算：

$$F = 4 \times (1/2)^n \quad \text{或} \quad F = 2 \times (1/2)^n。$$

m = 2 时，后代有 4 种纯合类型，故 4 X。

m = 1 时，后代有 2 种纯合类型，故 2X。

X 染色体基因近婚系数的计算

计算 X 染色体基因近婚系数时应注意下列问题：

①X 染色体基因近婚系数只计算女儿的 F 值。

②不计算父亲向女儿的传递。

③传递路线如出现男→男，则该条线路中断。

④共同女祖先近亲婚配的女儿可形成两种类型的纯合子，而共同男祖先近亲婚配的女儿只形成一种类型的纯合子。故 X 染色体基因近婚系数的计算公式为：

$$F = 2 \times (1/2)^n + (1/2)^m$$

n 为女祖先基因的传递步骤；m 为男祖先基因的传递步骤。

X 染色体连锁基因近亲结婚的危害性表现为

姨表兄妹婚配（3/16）＞舅表兄妹婚配（1/8）＞姑表或堂兄妹婚配（0）。

本章要求

1. 重点掌握群体的概念、基因频率和基因型频率的概念及换算关系；近亲婚配的概念及亲缘系数和近婚系数的计算。

2. 一般掌握遗传平衡定律的概念及应用。

3. 了解选择和突变对遗传平衡的影响。

第七章　生化遗传病

内容提要

生化遗传病包括分子病（molecular disease）和遗传性酶病（nezymopathy），他们的本质是相同的，都是由于基因突变使蛋白质分子结构或合成量异常所致。因后者涉及酶蛋白的异常，造成先天性代谢紊乱，故单称之为遗传性酶病或先天性代谢缺陷（inborn error of metabolism）。

分子病包括血红蛋白病、血浆蛋白病、免疫蛋白缺陷病、受体蛋白病、膜转运蛋白病等。

血红蛋白病（hemoglobinopathy）是人类分子病的典型代表。人类 α 珠蛋白基因（α、ζ、ψα、ψζ）成簇存在于 16p13，类 β 珠蛋白基因簇（ε、Gγ、Aγ、Ψβ、δ、β）则位于 11p15。珠蛋白基因的缺陷或缺失，是产生血红蛋白病的分子基础。血红蛋白病分为两类：①异常血红蛋白病，由珠蛋白结构异常引起。珠蛋白基因突变涉及置换突变、移码突变、整码突变、融合突变等。镰形细胞贫血症、HbC 病为常染色体隐性遗传（AR），而遗传性高铁血红蛋白血症（HbM）和不稳定血红蛋白病（Hb Bristol）为常染色体显性遗传（AD）。②地中海贫血（thalassemia），是由于珠蛋白肽链合成量异常、造成类 α 链和类 β 链量的失衡所致。基因突变除涉及到前述突变类型外，还涉及到基因的缺失、基因局部片断的缺失。在不同类型的 α 地中海贫血中，由于 α 基因缺失情况不同，临床表现也不同。同样，在 β 地中海贫血中，由于 β 基因缺失或缺陷的情况不同，症状亦有重有轻。

血友病是一组凝血因子缺乏症，患者表现为遗传性凝血障碍。血友病主要分成 A、B、C 三型，分别由抗血友病球蛋白（ⅧAHG）基因（Xq28）缺陷、血浆凝血活酶成分（Ⅸ因子）基因（Xq27）缺陷、血浆活酶前质（Ⅺ因子）基因（15q11）缺陷引起。血友病 A、B 均为 X 连锁隐性遗传（XR）方式，而血友病 C 为常染色体隐性遗传（AR）。

家族性高胆固醇血症由低密度脂蛋白受体（LDLR）基因（19p13）缺陷引起，遗传方式为常染色体显性遗传（AD）。

肝豆状核变性的病因是细胞膜上与铜转运有关的 ATP7B 的缺陷导致铜不能从细胞中及时清除而过量沉积于组织中引起毒性作用。本病的遗传方式为常染色体隐性遗传（AR）。

遗传性酶病大多表现为常染色体隐性遗传，酶缺陷可通过代谢活动的不同环节引起疾病。白化病由酪氨酸酶基因（11q14 - q21）缺陷引起；苯丙酮尿症由苯丙氨酸羟化酶（PHA）缺乏所致，PHA 基因位于 12q24；半乳糖血症是因半乳糖

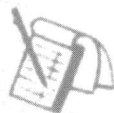

记　录

－1－磷酸尿苷转移酶基因（9p13）缺陷造成。上述三种酶病的遗传方式均为常染色体隐性遗传（AR）。

本章要求

1. 掌握分子病和遗传性酶病的概念；血红蛋白病的概念及分类；镰形细胞贫血症发病的分子机制和主要临床表现；苯丙酮尿症的发病机制。

2. 熟悉人类珠蛋白基因；血红蛋白病的分子机制。

3. 了解遗传性酶病的分类及发病机制；血友病、家族性高胆固醇血症、白化病、黑尿病、半乳糖血症的遗传基础和主要临床表现。

第八章 线粒体遗传病

内容提要

线粒体是真核细胞的能量代谢中心，是动物细胞核外唯一的含 DNA 的细胞器。由线粒体 DNA 突变引起的疾病，称为线粒体遗传病。

线粒体 DNA 与核 DNA 相比具有其独特的传递和发病规律：

1. mtDNA 具半自主性　这是指 mtDNA 能够独立地复制、转录和翻译，但其信息是有限的，线粒体大部分蛋白质依赖于核基因编码，故线粒体的自主性是有限的，受到核基因的控制。

2. 线粒体基因组所用的遗传密码和通用密码不完全相同。

3. mtDNA 为母系遗传　由于有性生殖中受精方式的约束，人类受精卵中的线粒体绝大部分来自卵母细胞，即来自母系，这种传递方式为母系遗传（maternal inheritance）。

4. mtDNA 在有丝分裂和减数分裂期间都要经过复制分离（replicative segregation）。

5. mtDNA 具阈值效应的特性　即当突变的 mtDNA 达到一定的比例时，才有受损的表型出现。

6. mtDNA 的突变率极高　比核 DNA 高 10~20 倍。虽然突变率高，但有害突变会通过选择而消失，故线粒体遗传病并不常见。

线粒体遗传病主要的临床特征：肌病、心肌病、痴呆，突发性肌阵挛，耳聋，失明，贫血，糖尿病和大脑供血异常（休克）。

本章要求

1. 掌握线粒体 DNA 的遗传学特征和线粒体遗传病的发病规律。

2. 了解线粒体遗传病的一般发病机制及临床特征。

第九章 药物反应的遗传基础

内容提要

药物代谢过程中需要各种酶和受体，当决定这些酶和受体的基因发生突变时，将产生异常的酶蛋白和受体蛋白，必然会影响正常的药物代谢。人群中不同个体其基因型不完全相同，所以药物反应存在个体差异。而药物遗传学研究的就是由遗传决定的药物反应差异。

异烟肼通过乙酰化实现灭活，涉及的酶是肝细胞中的乙酰转移酶（acetyl-transferase），该酶活性的高低决定其灭活速度。该酶由一对等位基因控制，人群中存在 AA、Aa、aa 三种基因型的个体，分别为快灭活者、中等速度灭活者和慢灭活者，异烟肼在他们体内的疗效和副作用是不一样的。

葡萄糖 – 6 – 磷酸脱氢酶缺乏症患者由于 G6PD 基因（Xq28）的缺陷，致使该酶缺乏或活性过低，导致还原型谷胱甘肽缺乏，使红细胞易被破坏而发生溶血。受累者在服用解热镇痛药、喹啉类、磺胺类等药物或食用蚕豆后会出现溶血反应。此病为 X 连锁显性遗传（XD，不完全显性遗传），男性半合子呈显著酶缺乏，女性杂合子有两群体细胞，两群细胞间的比例变动很大，由于 X 染色体失活是随机的，因此，女性杂合子酶活性变异范围大，可接近正常也可显著缺乏。

对于一个药物，总的药理作用都是由多基因控制的，因为在药物代谢途径中一系列蛋白和酶的基因都会对药物作用产生影响，因此药物在人体内的代谢、与遗传之间的关系应放在基因组这个整体中进行研究。药物基因组学（pharmacogenomics）不仅研究与药物代谢有关的基因，还研究所有与药物作用有关的基因，这些基因在不同个体中的多样性，以及这些多样性对药物的疗效、毒性或副作用等的反应。

本章要求

1. 重点掌握药物遗传学、药物基因组学的概念。

2. 掌握异烟肼灭活的遗传基础及临床意义；葡萄糖 – 6 – 磷酸脱氢酶缺乏症的发病机制。

第十章 免疫遗传

内容提要

免疫遗传学（immunogenetics）研究免疫反应的遗传基础与遗传调控，为控制免疫过程、阐明免疫缺陷病提供手段。

自 1900 年发现 ABO 血型至今，人类已发现了 271 种红细胞血型抗原，按 1995 年国际输血协会（ISBT）命名可分为 23 个血型系统，一组高频率抗原，一组低频率抗原和 5 个集合组的血型。

ABO 抗原系统由三组基因所编码，即 H 和 h，A、B、O，Se、se。ABO 基因位于 9q34，H 基因与 Se 基因紧密连锁，位于人类第 19 号染色体上。各基因产物及其作用如下：

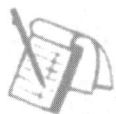

基因:	H	Se	A	B	h和O
					（无效基因）
基因产物:	L-岩藻糖转移酶	L-岩藻糖转移酶	α-3-N-乙酰半乳糖胺转移酶	α-3-D半乳糖转移酶	无编码产物
作用:	各型HAB前体物质 ──→ H物质		H物质 ──→ A抗原	H物质 ──→ B抗原	

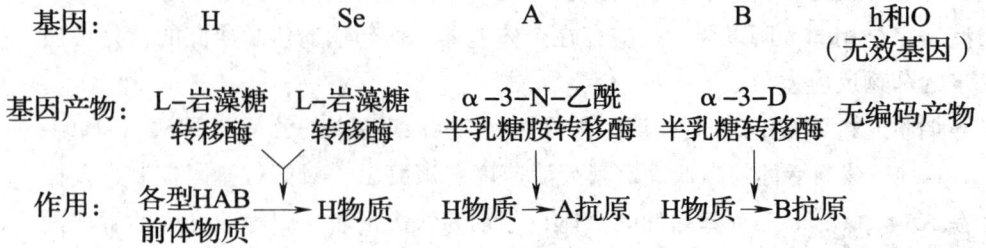

RH 血型系统为另一重要的血型系统，人群可分为 Rh（＋）和 Rh（－）两大类。编码 Rh 抗原的基因位于 1p34.1–p36，由两个相关的结构基因 RHD 和 RHCE 组成。

白细胞抗原是主要组织相容性抗原的俗称，代表了在器官移植中移植双方（供体和受体）组织相容的程度，故称移植抗原。主要组织相容性抗原受控于主要组织相容性复合体（MHC）的遗传结构。人体白细胞抗原（HLA）系统定位于 6p21.31，是一个由一系列紧密连锁的基因座位所组成的最具有多态性的复合遗传系统。HLA 区域内的基因位点根据其编码 HLA 分子的分布、多态性与功能不同分为三个区：HLA Ⅰ类基因区、Ⅱ类基因区和Ⅲ类基因区。HLA 复合体是由一系列紧密连锁的基因群所组成，而每一个基因又由于其 DNA 序列的差异存在许多变异体称为等位基因，故使得 HLA 成为目前多态性最丰富的一个系统。HLA 系统存在连锁不平衡现象，即指实际观察到的某两个连锁等位基因出现在同一条单倍型上的频率与预期值有一定的差异，差异大小用 Δ 表示，称为连锁不平衡参数。不同人种有不同的连锁不平衡单倍型。

组织不相容性是指两个无血缘关系的个体间进行器官移植时，移植物（包括组织、细胞）被宿主（受者）能否容忍的特性。供者和受者之间的组织不相容性是临床上输血和器官移植的巨大障碍，胎母间的组织不相容性则是导致新生儿溶血症的主要原因。

HLA 与某些疾病关联，HLA 基因直接或间接参与了这些疾病的发生。HLA 与疾病关联研究中，常将某一等位基因与某一种疾病相关联的程度用相对风险（RR）表示，RR 可反映一个个体有某一等位基因时患疾病的危险性比无此等位基因的个体大多少倍。

本章要求

1. 掌握红细胞抗原、HLA 的遗传基础；新生儿溶血的发病机理。
2. 了解 HLA 各基因区含有哪些基因座位？

第十一章 肿瘤遗传

内容提要

肿瘤（tumor）的发生是一个复杂的过程，研究表明，肿瘤的发生同其他疾病一样也是环境因素和遗传因素共同作用的结果。肿瘤发生的遗传基础表现为肿瘤具有家族聚集现象、肿瘤发病率存在着种族差异、遗传性癌前病变、遗传性恶性肿瘤、遗传缺陷和染色体不稳定性容易伴发恶性肿瘤、肿瘤的遗传易感性。

几乎所有的肿瘤细胞都有染色体异常，肿瘤染色体异常分为两大类：①染色体数目异常，其中多为非整倍体。②染色体结构异常，结构异常的形式有缺失、倒位、易位、重复、环状染色体、双着丝粒染色体等。肿瘤细胞内结构异常的染色体称为标记染色体，其中经常出现在某一类肿瘤细胞内对该肿瘤具有代表性的标记染色体叫特异性标记染色体，它的形成是一种非随机事件，具有高度特异性标记染色体的肿瘤是很少的；对于不属于某种肿瘤特有的结构异常的染色体，则称为非特异性标记染色体，它的形成是随机的。

目前，肿瘤发生的遗传机制主要涉及体细胞突变、癌基因和肿瘤抑制基因。肿瘤发生的遗传学说主要有：

单克隆起源假说：这一学说认为肿瘤是突变细胞的单克隆增殖细胞群，即肿瘤是由单个突变细胞增殖而成的。

Knudson 的二次突变假说：其基本观点是细胞必须经过两次或两次以上的突变才能形成癌细胞，以后这个癌细胞在一定条件下获得增殖优势进而发展成恶性肿瘤。

近年来，分子遗传学在分子水平上对肿瘤发生的遗传基础作出了解释，发现了癌基因（oncogene）和肿瘤抑制基因（tumor suppressor gene）。癌基因是指能引起细胞恶性转化的核酸片断，它能促进细胞的生长和增殖，癌基因以显性方式发挥作用。肿瘤抑制基因是细胞中存在的抑制肿瘤形成的基因；其作用与癌基因正好相反，当肿瘤抑制基因的突变或丢失处于纯合状态时，才失去其抑制肿瘤发生的作用，导致细胞恶变。

肿瘤的多步骤遗传损伤学说：近年来大量研究证实，大多数细胞的恶性转化并非涉及一、二个基因发生一、二次突变，而是一个涉及到多个基因的多阶段过程，即涉及到多个癌基因的激活和肿瘤抑制基因的失活，这些基因的激活与失活在时间和空间上都有一定秩序，肿瘤细胞表型的最终形成是这些相关基因共同作用的结果。

本章要求

1. 掌握癌家族、家族性癌、肿瘤的遗传易感性、肿瘤的标记染色体、癌基因、肿瘤抑制基因的概念；二次突变学说和原癌基因的激活机制。

2. 了解肿瘤发生的遗传因素、肿瘤染色体的异常、细胞癌基因的类型；肿瘤发生的单克隆起源假说和多步骤遗传损伤学说。

第十二章 临 床 遗 传

内容提要

临床遗传学（clinical genetics）包括了遗传病的诊断、治疗和预防。

遗传病的诊断分为现症病人诊断、症状前诊断和产前诊断。诊断的方法有：

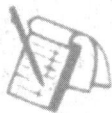

临床诊断、系谱分析、实验室检查和皮肤纹理分析。临床诊断主要是采集病史、询问患者症状和查体。实验室检查主要包括染色体检查、性染色质检查、生化检查和基因诊断。染色体检查和性染色质检查主要适用于染色体病和性别鉴定。生化检查主要针对遗传性酶病。基因诊断是用分子生物学方法在 DNA 水平或 RNA 水平对某一基因进行分析，对疾病作出诊断。基本工具是基因探针和限制性内切酶，基因探针是带有标记的已知序列的一段 DNA 片段，通过它可以判断目的基因是否缺失、改变；限制性内切酶能够在特定位点上切断 DNA，使其成为较小的片段。基因诊断技术主要有分子杂交、PCR、DNA 测序等。分子杂交主要有 RFLP、斑点杂交法。

对遗传病的治疗在传统上主要有手术治疗、药物治疗和饮食治疗。目前，基因治疗技术正在兴起，其中部分疾病的基因治疗研究已进入临床试验阶段。基因治疗就是将正常基因植入患者细胞代替缺陷的基因，使细胞恢复正常的功能，以达到治疗遗传病的目的。基因治疗目前虽然还不够完善，但它有巨大的潜力，为根治遗传病带来了希望。

随着各种新技术的不断涌现，虽然遗传病的治疗有了重大进展，但大多数遗传病仍然难以治愈，因此，对遗传病的预防工作就显得格外重要。遗传病的预防国际上主要采用遗传咨询、产前诊断和遗传筛查相结合的方法。遗传筛查（genetic screening）又包括出生前筛查、新生儿筛查、携带者筛查。遗传咨询（genetic counseling）则是解答咨询者有关遗传病的病因、遗传方式、诊断、治疗、预防等问题，估计患者亲属的发病风险，并提出建议及指导。

本章要求

1. 掌握基因诊断的概念，了解基因诊断常用技术；遗传病诊断的主要方法；产前诊断、遗传咨询、携带者检出的概念；遗传病再显危险率的估计。

2. 熟悉产前诊断的指征与方法。

3. 了解遗传咨询的程序。

（田现书　胡修周　关　晶）

第三部分

复习思考题

细胞生物学

第一章 绪 论

一、名词解释

细胞生物学　　医学细胞生物学　　细胞学说

二、选择题

1. 从根本上说，细胞生物学的研究内容是：

    A. 细胞的化学组成和特性　　　　B. 细胞内遗传物质的结构与遗传调控

    C. 细胞的形态结构　　　　　　　D. 细胞间的相互作用

    E. 细胞的生命活动规律

2. 细胞学说中那一项是由 R. Virchow 后来补充而得：

    A. 细胞是组成生命的基本单位　　B. 没有细胞生命将无法延续

    C. 一切细胞来源于细胞　　　　　D. 细胞来源不确定

    E. 生物体细胞是由细胞组成的

3. 生物体结构和功能的基本单位是：

    A. 原生质　　B. 细胞核　　C. 细胞　　D. 蛋白质分子　　E. 核酸分子

4. 从生命结构层次来看，细胞生物学是介于_____之间的学科：

    A. 整体和个体　　　　　B. 细胞和分子　　　　　C. 个体和个体

    D. 整体和分子　　　　　E. 分子和个体

5. 1665 年哪位科学家首次观察到细胞：

    A. Leeuwenhoek　　　　B. R. Hook　　　　C. R. Brown

    D. C. Darvin　　　　　E. W. Flemming

三、简答题

1. 简述原核细胞与真核细胞基本特征的区别。

2. 简述细胞生物学与医学的关系。

第二章 细胞生物学技术

一、名词解释

原位杂交　　细胞培养　　细胞融合　　激光扫描共焦显微镜

二、选择题

1. 在光学显微镜下所观察到的组织或细胞结构一般称为：

    A. 显微结构　　　　　　B. 超微结构　　　　　C. 亚显微结构

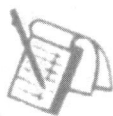

记 录

    D. 分子结构   E. 微细结构

2. 研究细胞的超微结构一般要利用哪种技术：

    A. 光学显微镜技术   B. 电子显微镜技术   C. X 射线衍射技术

    D. 离心技术   E. 电泳技术

3. 关于光学显微镜，哪项不正确：

    A. 是利用光线照明，将微小物体形成放大影像的仪器

    B. 由机械系统和光学系统两大部分组成

    C. 细菌和线粒体是光镜能清晰可见的最小物体

    D. 可用于观察细胞的显微结构

    E. 其分辨能力由目镜决定

4. 关于光镜的使用，不正确的是：

    A. 用显微镜观察标本时，应双眼同时睁开，双手并用

    B. 按照从低倍镜到高倍镜再到油镜的顺序进行标本的观察

    C. 使用油镜时，需在标本上滴上香柏油或石蜡油

    D. 使用油镜时，需将聚光器降至最低，光圈关至最小

    E. 使用油镜时，不可一边在目镜中观察，一边下降镜筒或上升载物台

5. 显微镜最重要的性能指标为：

    A. 镜口率   B. 分辨率   C. 放大率   D. 焦点深度   E. 视野范围

6. 关于相差显微镜，不正确的是：

    A. 能使光的相位差变成振幅差   B. 聚光镜中有环状光栏

    C. 物镜中装有相板   D. 以可见光为光源

    E. 不能是倒置显微镜

7. 关于组织切片，下列哪项有误：

    A. 生物组织切片前一般要进行固定以保持细胞原有形态与结构

    B. 生物组织的切片方法有石蜡切片法、火棉胶切片法和冰冻切片法等

    C. 切片标本的制备要经过取材、固定、切片、染色、透明和封固等步骤

    D. 将固定的标本用石蜡包埋后再进行切片的方法称为石蜡切片法

    E. 适用于光镜观察的切片厚度为 $10 \sim 50 \mu m$

8. 关于超薄切片，下列哪项有误：

    A. 厚度在 $50 \sim 100 nm$ 的切片称为超薄切片

    B. 通过超薄切片可将一个细胞切成 $100 \sim 200$ 片

    C. 制备超薄切片需使用专门的仪器——超薄切片机

    D. 超薄切片常用玻璃制成的刀切成

    E. 组织细胞样品被切片之前常需双重固定但无需包埋

9. 关于冷冻蚀刻复型技术，下列哪项有误：

    A. 在冷冻割断技术的基础上发展而来

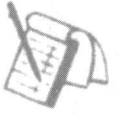

B. 其本质是将细胞断面的形貌印在复型模型上

C. 复型是将铂·碳混合物喷到细胞断面放入电镜

D. 观察时将覆有铂·碳膜的细胞断面放入电镜

E. 在透射电镜下可获得细胞内部的高分辨率图像

10. 需将标本进行超薄切片、醋酸铀等染色后才能观察的是：

A. 扫描式电子显微镜　　　　B. 透射式电子显微镜

C. 普通光镜　　　　　　　　D. 荧光显微镜

E. 相差显微镜

11. 超薄切片的步骤依次为：

A. 取材→固定→清洗→脱水→渗透→包埋→切片→染色

B. 取材→包埋→固定→清洗→脱水→渗透→切片→染色

C. 取材→固定→清洗→渗透→脱水→包埋→切片→染色

D. 取材→渗透→清洗→脱水→固定→包埋→切片→染色

E. 取材→固定→清洗→脱水→渗透→包埋→染色→切片

12. 关于透射式电镜，下列哪项叙述是错误的：

A. 由德国科学家 Ruska 等发明　　B. 以电子束作为光源

C. 分辨率较高　　　　　　　　　　D. 电子透过标本后在荧光屏上成像

E. 适于观察标本的外观形貌

13. 关于扫描式电镜，下列哪项有误：

A. 20 世纪 60 年代才正式问世　　　B. 景深长，成像具有强烈立体感

C. 适于观察细胞内部构造　　　　　D. 标本无需超薄切片即可观察

E. 电子扫描标本使之产生二次电子，经收集放大后成像

14. 关于原位杂交技术，下列哪项有误：

A. 可探测某种基因在染色体上或细胞中的位置

B. 所用探针只能用放射性同位素标记

C. 可分为光镜原位杂交和电镜原位杂交两种

D. 杂交反应在玻璃片上进行

E. 是核酸分子杂交技术的一种

15. 关于放射自显影技术，下列哪项有误：

A. 利用放射性同位素探测细胞内生物大分子动态变化的一种方法

B. 包括宏观自显影、光镜自显影和电镜自显影 3 种类型

C. 具有灵敏度高和操作简便、无污染等优点

D. 自显影时常用的感光材料包括 X 光胶片和原子核乳胶等

E. 光镜自显影一般多用液体核子乳胶浸泡等方法进行

16. 氚（^3H）标记的尿嘧啶可用于检测细胞中的：

A. 蛋白质合成　　　　　　B. DNA 复制　　　　　　C. RNA 转录

D. 糖原合成　　　　　　　　E. 细胞分化

三、简答题

1. 研究细胞常用的技术有哪些？
2. 试说明显微镜技术在细胞生物学研究中的应用。
3. 电子显微镜与光学显微镜的主要区别是什么？
4. 为什么说细胞培养和细胞融合是细胞生物学研究的基本技术？
5. 了解原位分子杂交技术和聚合酶链反应技术的基本原理。

第三章　细胞的分子基础和基本概念

一、名词解释

原生质　　生物大分子　　　DNA 分子的半保留复制　　转录

翻译　　　原核细胞　　　　真核细胞　　　　　　　　拟核

二、选择题

1. 关于原生质，下列哪项说法有误：

　　A. 是构成细胞的生命物质　　　B. 由 C、H、O、N、4 种元素构成

　　C. 生命大分子都属于原生质　　D. 水是原生质中含量最多的成分

　　E. 由有机物和无机物组成

2. 下列哪种元素被称为生命物质的分子结构中心元素，即细胞中最重要的元素：

　　A. 氢(H)　　　B. 氧(O)　　　C. 碳(C)　　　D. 氮(N)　　　E. 钙(Ca)

3. 下列哪种元素属于细胞中的微量元素：

　　A. 钠(Na)　　　B. 钾(K)　　　C. 磷(P)　　　D. 硫(S)　　　E. 铜(Cu)

4. 细胞中属于生物大分子的是：

　　A. 无机盐　　　B. 脂类　　　C. 核酸　　　D. 胆固醇　　　E. 葡萄糖

5. 细胞中含量最多的成分是：

　　A. 氨基酸　　　B. 葡萄糖　　　C. 甘油　　　D. 磷酸　　　E. 水

6. 构成蛋白质分子和酶分子的基本单位是：

　　A. 核苷酸　　　B. 脂肪酸　　　C. 氨基酸　　　D. 磷酸　　　E. 乳酸

7. 氨基酸不具有的特点是：

　　A. 主要由 C、H、O、N 组成　　　　　B. 含有氨基的有机羧酸

　　C. 为酸性电解质　　　　　　　　　　D. 构成蛋白质的基本单位

　　E. 构成蛋白质的氨基酸有 20 种

8. 下列哪项说法有误：

　　A. 细胞中的水全部以游离水形式存在　　B. 水作为细胞中多种物质的溶剂

　　C. 水是细胞代谢活动的介质　　　　　　D. 无机盐维持细胞的渗透压

　　E. 无机盐维持细胞的 pH 值

9. 关于细胞中的糖类，下列哪项有误：

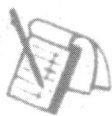

A. 主要是由 C、H、O 构成　　　　B. 人体及动物细胞内的多糖主要是淀粉

C. 糖类称碳水化合物　　　　　　D. 葡萄糖是细胞的主要营养物质

E. 可分为单糖、双糖、多糖和低聚糖

10. 多肽链中氨基酸序列属于:

A. 蛋白质的一级结构　　　　　　B. 蛋白质的二级结构

C. 蛋白质的三级结构　　　　　　D. 蛋白质的四级结构

E. 以上都不是

11. 维持蛋白质一级结构的主要化学键是:

A. 肽键　　　B. 二硫键　　　C. 疏水键　　　D. 离子键　　　E. 氢键

12. α 螺旋、β 折叠属于蛋白质分子的哪级结构:

A. 基本结构　　B. 一级结构　　C. 二级结构　　D. 三级结构　　E. 四级结构

13. 一般酶不具有的特性是:

A. 高效催化性　　　　B. 高效专一性　　　　C. 高度稳定性

D. 生物催化剂　　　　E. 不稳定性

14. 核酸的基本结构单位是:

A. 碱基　　　B. 磷酸　　　C. 戊糖　　　D. 核苷酸　　　E. 氨基酸

15. DNA 分子中不包含的成分有:

A. 脱氧核糖　　B. 核糖　　C. 磷酸　　　D. 嘌呤　　　E. 嘧啶

16. DNA 分子中没有的碱基是:

A. 腺嘌呤　　B. 鸟嘌呤　　C. 尿嘧啶　　　D. 胞嘧啶　　　E. 胸腺嘧啶

17. RNA 分子中没有的碱基是:

A. 腺嘌呤　　B. 鸟嘌呤　　C. 尿嘧啶　　　D. 胞嘧啶　　　E. 胸腺嘧啶

18. 维持多核苷酸链的化学键是:

A. 离子键　　B. 氢键　　C. 磷酸二酯键　D. 酯键　　　E. 糖苷键

19. 一个 DNA 分子中 T 的含量为 10%，则 G 的含量为:

A. 10%　　B. 20%　　C. 30%　　　D. 40%　　　E. 80%

20. DNA 分子没有的特性是:

A. 贮存遗传信息　　　　　　　B. 双螺旋结构

C. 一条多核苷酸链为 5′到 3′，另一条为 3′到 5′

D. 碱基位于螺旋结构的中央区域　　E. 双螺旋的直径为 20nm

21. DNA 分子双螺旋结构靠以下哪种化学键维持:

A. 氢键　　　B. 离子键　　　C. 疏水键　　　D. 糖苷键　　　E. 磷酸二酯键

22. 下列关于 DNA 分子中 4 种碱基含量关系，哪项不正确:

A. A + C = G + T　　　　　B. A + G = C + T　　　　　C. A = T，C = G

D. A + T = G + C　　　　　E. A − G = T − C

23. 原核细胞和真核细胞共有的细胞器是:

A．细胞骨架　　B．线粒体　　C．高尔基复合体　　D．中心体　　E．核糖体

24．原核细胞的特征是：

A．有细胞骨架　　　　B．具有拟核　　　　C．DNA 分子和组蛋白结合

D．靠有丝分裂增殖　　E．内膜系统形成

25．一般呈星芒状的细胞是：

A．精细胞　　B．肌肉细胞　　C．血细胞　　D．神经细胞　　E．上皮细胞

26．关于细菌，下列叙述不正确的是：

A．为典型的原核细胞　　　　B．仅有一条 DNA 分子

C．细胞壁的成分为蛋白多糖类　　D．核糖体为 80S

E．有些以鞭毛作为运动器

27．细菌这样的原核细胞的中间体与真核细胞的哪种细胞器功能相似：

A．内质网　　B．高尔基复合体　　C．线粒体　　D．溶酶体　　E．中心体

28．关于真核细胞，下列哪项叙述有误：

A．有真正的细胞核　　　　B．体积较大（10～100μm）

C．膜性细胞器发达　　　　D．基因表达的转录和翻译过程同时进行

E．有多条 DNA 分子并与组蛋白构成染色质

29．关于病毒，下列哪项叙述有误：

A．为一大类非细胞生命体

B．遗传物质均为 DNA

C．主要由蛋白质外壳包围核酸分子构成

D．需寄生在细胞中才能生存和繁殖

E．分为动物病毒、植物病毒和细菌病毒 3 类

30．区分原核细胞与真核细胞的核心标志是：

A．细胞膜　　B．细胞核　　C．细胞器　　D．基因组　　E．细胞壁

三、简答题

1．简述蛋白质分子的组成、结构和功能。

2．何谓酶？它有何基本特征？

3．何谓核酶？它与蛋白酶有何区别？

4．核酸的化学组成是怎样的？

5．核酸的种类、异同点。

6．DNA 分子的结构与功能。

7．RNA 分子的结构、类型和功能。

8．比较原核细胞与真核细胞在结构和功能上有何异同？

第四章　细胞膜及物质的跨膜运输

一、名词解释

生物膜　　单位膜　　主动运输　　被动运输　　单纯扩散

易化扩散　　协同运输　　固有分泌　　受调分泌

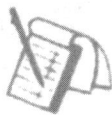

记　录

二、选择题

1. 膜脂不具有的分子运动是：

   A. 侧向运动　　　　　B. 弯曲运动　　　　　C. 跳跃运动

   D. 翻转运动　　　　　E. 旋转运动

2. 能防止细胞膜流动性突然降低的脂类：

   A. 磷脂肌醇　　　　　B. 磷脂酰胆碱　　　　C. 胆固醇

   D. 磷脂酰丝氨酸　　　E. 鞘磷脂

3. 构成膜脂双分子层结构的脂类是：

   A. 兼性分子　　　　　B. 疏水分子　　　　　C. 极性分子

   D. 亲水性分子　　　　E. 非极性分子

4. 首先提出"脂双层中镶嵌着球形蛋白质"的生物膜模型是：

   A. 片层结构模型　　　B. 单位膜模型　　　　C. 流动镶嵌模型

   D. 晶格镶嵌模型　　　E. 板块镶嵌模型

5. 目前被广泛接受的生物膜分子结构模型是：

   A. 片层结构模型　　　B. 单位膜模型　　　　C. 流动镶嵌模型

   D. 晶格镶嵌模型　　　E. 板块镶嵌模型

6. 膜脂的基本成分是：

   A. 胆固醇　　B. 脑苷脂　　C. 糖脂　　D. 鞘磷脂　　E. 磷脂

7. 关于细胞膜，哪项叙述不正确：

   A. 所含胆固醇是兼性分子　B. 高度选择性的半透膜

   C. 动态的流体结构　　　　D. 载体蛋白专一进行主动运输

   E. 有接受化学信号的感受器

8. 完成细胞膜特定功能的主要组分是：

   A. 膜酯双层　　　　　B. 膜蛋白　　　　　　C. 细胞外被

   D. 糖脂　　　　　　　E. 膜下溶胶层

9. 不能通过简单扩散进出细胞膜的物质是：

   A. O_2　　B. N_2　　C. 乙醇　　D. 甘油　　E. Na^+、K^+

10. O_2 或 CO_2 通过细胞膜的运输方式是：

    A. 简单扩散　B. 易化扩散　C. 帮助扩散　D. 主动运输　E. 被动运输

11. Ca^+ 逆浓度梯度通过细胞膜的运输方式是：

    A. 简单扩散　B. 易化扩散　C. 膜泡运输　D. 主动运输　E. 被动运输

12. 以简单扩散形式通过细胞膜的物质是：

    A. 葡萄糖   B. 氨基酸   C. 核苷酸   D. 甘露糖   E. 尿素

13. 低密度脂蛋白（LDL）进入细胞的方式是：

    A. 协同运输   B. 易化扩散   C. 主动运输

    D. 受体介导的内吞作用   E. 离子驱动的主动运输

14. 能与特定溶质结合，改变构象，使溶质分子顺浓度梯度通过膜的运输方式是：

    A. 膜脂双层简单扩散   B. 膜通道蛋白介导的易化扩散

    C. 载体蛋白介导的易化扩散 D. 离子梯度驱动的主动运输

    E. 受体介导的内吞作用

15. 肠腔中葡萄糖浓度低时，肠上皮细胞吸收葡萄糖的方式：

    A. 简单扩散   B. 易化扩散   C. 通道蛋白运输

    D. 协同运输   E. 主动运输

16. 受体介导的内吞作用不具有的特点是：

    A. 在细胞膜的特定区域进行 B. 形成有被小泡和有被小窝

    C. 吸入大量的细胞外液   D. 胞吞速率比液相胞吞快

    E. 是吸取特定大分子的有效途径

17. 细胞摄入微生物或细胞碎片进行消化的过程称为：

    A. 入胞作用   B. 吞饮作用   C. 吞噬作用

    D. 自噬作用   E. 受体介导的内吞作用

18. 包围在细胞质外层的复合结构和多功能体系称为：

    A. 细胞膜   B. 细胞表面   C. 细胞被   D. 胞质溶胶   E. 细胞外基质

19. 细胞表面中具有识别功能的部位是：

    A. 细胞膜   B. 膜脂双层   C. 膜下溶胶层 D. 细胞外被   E. 细胞连接

20. 能封闭上皮细胞间隙的连接方式称为：

    A. 紧密连接   B. 粘着连接   C. 桥粒连接   D. 间隙连接   E. 锚定连接

三、简答题

1. 细胞膜是由哪些化学物质组成的？它们在膜中各起什么作用？

2. 细胞膜有何特性？哪些因素影响膜的流动性？

3. 简述单位膜模型、流动镶嵌模型和晶格镶嵌模型的基本内容。

4. 以 $Na^+ - K^+$ 泵为例说明细胞主动运输的过程。

5. 以 LDL 为例叙述受体介导的内吞作用。

6. 简述细胞膜对小分子和离子的运输方式并加以比较。

7. 膜泡运输有哪几种形式？

8. 细胞连接有哪几种类型？简述各类型的结构、功能特点。

第五章　细　胞　核

一、解释并区分下列名词

着丝粒与动粒　　主缢痕与次缢痕

端粒与随体　　核仁与核仁组织区

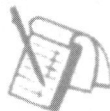

记　录

二、名词解释

核孔复合体　　核纤层　　常染色质　　结构异染色质　　兼性异染色质

染色体组　　基因组　　核型　　核仁周期　　中心法则　　结构基因

三、选择题

1. 关于核被膜，下列哪项叙述是错误的：

    A. 由两层单位膜组成　　　　B. 有核孔

    C. 有核孔复合体　　　　　　D. 外膜附着核蛋白体

    E. 是封闭的膜结构

2. 核糖体附着核被膜的部位是：

    A. 外核膜　　B. 核间隙　　C. 内核膜　　D. 核纤层　　E. 核孔复合体

3. 核纤层存在于：

    A. 外核膜外表面　　　　　B. 内核膜外表面　　　　　C. 外核膜内表面

    D. 内核膜内表面　　　　　E. 核间隙

4. 下列哪种结构不属于核孔复合体：

    A. 糖原颗粒　　　　　　　B. 周边颗粒　　　　　　　C. 孔环颗粒

    D. 中央颗粒　　　　　　　E. 细纤丝

5. 核仁的大小取决于：

    A. 核仁组织区的多少　　　B. DNA 含量　　　　　　C. 细胞核大小

    D. 细胞内蛋白质的合成量　E. 细胞处于哪一周期时相

6. 下列哪种物质不能自由通过核被膜：

    A. K^+　　　B. 双糖　　　C. 氨基酸　　　D. 核质蛋白　　　E. 核苷酸

7. 关于核被膜，下列叙述错误的是：

    A. 核被膜是一层包围核物质的单位膜

    B. 核被膜把核物质集中于细胞特定区域

    C. 核被膜与内质网相连

    D. 核被膜是真核细胞内膜系统的一部分

    E. 有无核被膜是原核细胞与真核细胞最主要的区别

8. 核被膜最主要的作用是：

    A. 控制核 – 质之间的物质交换

    B. 控制 RNA 分子在核 – 质之间交换

    C. 把遗传物质 DNA 集中于细胞内特定区域

D. 与糙面内质网相通

E. 附着核糖体

9. 核被膜中起支架作用的是：

A. 外核膜　　　B. 内核膜　　　C. 核周间隙　　　D. 核纤层　　　E. 核孔复合体

10. 核被膜中运输大分子物质的部位是：

A. 外核膜　　　B. 内核膜　　　C. 核周间隙　　　D. 核纤层　　　E. 核孔复合体

11. 蛋白质合成旺盛的细胞是：

A. 核仁消失　　　　　　　B. 核仁减小　　　　　　　C. 核仁明显增大

D. 核仁明显减小　　　　　E. 核仁不变

12. 下列哪种物质不属于核仁结构：

A. 纤维中心　　　　　　　B. 颗粒成分　　　　　　　C. 核纤层

D. 致密纤维成分　　　　　E. 核仁基质

13. 与核仁形成有关的部位是：

A. 主缢痕　　　B. 次缢痕　　　C. 随体　　　D. 端粒　　　E. 动粒

14. rRNA 的主要合成部位是：

A. 核糖体　　　B. 高尔基体　　　C. 糙面内质网　　　D. 核仁　　　E. 光面内质网

15. 核仁的功能是：

A. 转录 mRNA　　　B. 转录 rRNA　　　C. 转录 tRNA　　　D. 复制 DNA　　　E. 翻译蛋白质

16. 由核仁组织区基因转录的 RNA 是：

A. hnRNA　　　B. 45S rRNA　　　C. 5S rRNA　　　D. tRNA　　　E. snRNA

17. 真核细胞中不来自 45s rRNA 的 rRNA 是：

A. 18S rRNA　　　B. 28S rRNA　　　C. 5.8S rRNA　　　D. 5S RNA　　　E. 以上都不是

18. 真核细胞中在核仁外转录的 rRNA 是：

A. 18S rRNA　　　B. 28S rRNA　　　C. 5.8S rRNA　　　D. 5S rRNA　　　E. 45S rRNA

19. 核糖体大亚基的装配场所是：

A. 内质网　　　B. 高尔基体　　　C. 核仁　　　D. 核被膜　　　E. 核基质

20. 编码蛋白质的基因称为：

A. 操纵基因　　　B. 调节基因　　　C. 结构基因　　　D. 启动基因　　　E. 构造基因

21. 关于原核细胞基因结构，以下哪项描述是错误的：

A. 基因比较简单　　　　　　　B. 大部分不转录

C. 相关基因往往成簇排列　　　D. 结构基因是单拷贝的

E. 质粒能携带一些基因

22. 关于转录的描述，以下哪项是错误的：

A. 是以 DNA 为模板合成 RNA 的过程　　　B. RNA 链合成的方向是 5′→3′

C. 以 DNA 的编码链为模板　　　　　　　D. 由 RNA 聚合酶催化

E. 碱基互配对为 A = U，C = G

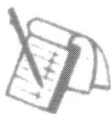

23. 原核细胞转录中，能识别终止信号，使转录终止的是：

    A. α 因子　　　B. β 因子　　　C. δ 因子　　　D. β' 因子　　　E. ρ 因子

24. 转录后，在 3'端加上 CCA 核苷酸的 RNA 为：

    A. mRNA　　B. 5SrRNA　　C. 16SrRNA　D. 23SrRNA　　E. tRNA

25. 原核细胞基因表达的单位为：

    A. 操纵子　　　　　　　B. 增强子　　　　　　　C. 启动子

    D. 近启动子单元　　　　E. 以上都不是

26. 真核细胞结构基因的 TATA 是：

    A. 近启动子单元　　　　B. 启动子　　　　　　　C. 转录的起始点

    D. 增强子　　　　　　　E. 转录的终止点

27. 基因内部无编码意义的序列为：

    A. 外显子　　　B. 内含子　　　C. 终止子　　　D. 假基因　　　E. 以上都不是

28. 间期细胞核物质的形态为：

    A. DNA　　　B. 超螺线管　C. 染色质　　D. 染色单体　E. 染色体

29. 真核细胞间期核中最显著的结构是：

    A. 染色体　B. 核仁　　　C. 染色质　　D. 核基质　　E. 核纤层

30. 染色质的主要化学成分是：

    A. 糖类和蛋白质　　　　　　B. 脂类和 DNA　　　　　　C. DNA 和 RNA

    D. 蛋白质和 DNA　　　　　　E. 蛋白质和 RNA

31. 在染色质的成分中，DNA 与组蛋白的比例是：

    A. 1∶0.1　　B. 1∶0.5　　C. 1∶1　　D. 1∶1.5　　E. 1∶2

32. 构成染色质的基本单位是：

    A. 核小体　　B. 螺线管　　C. 超螺线管　D. 染色单体　E. 染色体

33. 核小体的核心颗粒中不具有的组蛋白是：

    A. H_1　　　B. H_2A　　　C. H_2B　　D. H_3　　　E. H_4

34. 螺线管每圈含核小体的数目是：

    A. 2　　　　B. 3　　　　C. 4　　　　D. 5　　　　E. 6

35. 染色质的二级结构是：

    A. 组蛋白　B. 非组蛋白　C. 螺线管　　D. 超螺线管　E. 核小体

36. 染色质的四级结构是：

    A. 常染色体　B. 性染色体　C. 常染色质　D. 异染色质　E. 染色单体

37. 染色体支架蛋白是：

    A. 组蛋白　B. 肌动蛋白　C. 非组蛋白　D. 微管蛋白　E. 核纤层蛋白

38. 主缢痕处两条染色单体相连处的中心部位是：

    A. 主缢痕　　B. 次缢痕　　C. 着丝粒　　　D. 动粒　　　E. 端粒

39. 初级缢痕处两条染色单体的外侧表层部位的结构为：

    A. 染色质　　B. 动粒　　　C. 着丝粒　　D. 染色体　　E. 随体

40. 微管组织中心之一是：

    A. 着丝粒　　B. 动粒　　　C. 次缢痕　　D. 随体　　　E. 端粒

41. 连接在人类 D 组或 G 组染色体短臂上的球形小体称：

    A. 染色质　　B. 染色体　　C. 着丝粒　　D. 着丝点　　E. 随体

42. 在进行人类核型分析时，X 染色体应归到：

    A. E 组　　　B. D 组　　　C. C 组　　　D. B 组　　　E. A 组

43. 染色质与染色体的关系正确的是：

    A. 同一物质在细胞周期中同一时期的不同表现

    B. 不同物质，故形态不同

    C. 同一物质在细胞增殖周期不同时期的形态表现

    D. 同一物质，且形态相同

    E. 以上都不是

44. 含单一或中度重复序列，并且具有转录活性的是：

    A. 常染色体　B. 性染色体　C. 常染色质　D. 异染色质　E. 染色单体

45. 在间期遗传物质的复制是：

    A. 常染色质先复制

    B. 异染色质先复制

    C. 常染色质与异染色质同时复制

    D. 常染色质大量复制，异染色质少复制

    E. 异染色质大量复制，常染色质少复制

46. 女性细胞在间期核内染色很深的块状结构是：

    A. 常染色体　B. 常染色质　C. 异染色质　D. X 染色质　E. 性染色质

47. 核骨架不具有的功能是：

    A. 参与 DNA 的包装与染色体构建　　　B. 参与 DNA 的复制

    C. 参与 hnRNA 的转录　　　　　　　　D. 参与 hnRNA 的加工

    E. 参与蛋白质的合成与加工

48. B 组染色体共有几对：

    A. 一对　　　B. 两对　　　C. 三对　　　D. 三条　　　E. 四对

49. 细胞核中进行 DNA 复制的部位是：

    A. 核被孔　　B. 核孔复合体　C. 核纤层　　D. 核基质　　E. 核周腔

50. 常染色质不具有的特性是：

    A. DNA 多为单一序列　　　　　　　　B. 直径约为 10nm

    C. 分布细胞核中央　　　　　　　　　D. 活跃转录 RNA

    E. 在 S 期晚复制

四、简答题

1. 为什么说细胞核或核被膜的出现是细胞进化中的一大进步？
2. 试述核孔复合体的结构与功能。
3. 试述核小体的结构。
4. 常染色质和异染色质在结构和功能上有何区别？
5. 比较染色体装配的多级螺旋模型和袢环模型。
6. 试述染色体 DNA 的关键序列及其作用。
7. 核基质的结构如何？有何功能？
8. 试述核仁的超微结构和功能。
9. 简述真核细胞结构基因的结构。
10. 细胞核有哪些功能？

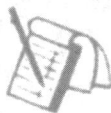

第六章 细 胞 骨 架

一、名词解释

细胞骨架　　微管组织中心　　基体　　中心体

应力纤维　　马达蛋白　　收缩环　　GTP 帽

二、选择题

1. 细胞骨架主要的化学成分为：

　　A. 糖类　　　B. 脂类　　　C. 蛋白质　　　D. 核酸　　　E. 磷酸

2. 下列哪种结构不是由微管构成：

　　A. 鞭毛　　　B. 纤毛　　　C. 纺锤体　　　D. 染色体　　　E. 中心体

3. 微丝中最主要的化学成分是：

　　A. 原肌球蛋白　　　　B. 肌钙蛋白　　　　C. 动力蛋白

　　D. 肌动蛋白　　　　　E. 稳定因子结合蛋白

4. 不属于微丝结合蛋白的是：

　　A. 封端蛋白　　　　　B. 原肌球蛋白　　　　C. 毛缘蛋白

　　D. 波形纤维蛋白　　　E. 截断蛋白

5. 关于肌动蛋白，下列哪种说法不正确：

　　A. G－肌动蛋白与 F－肌动蛋白可互相转换

　　B. 肌动蛋白上有肌球蛋白结合位点，但无二价阳离子的结合位点

　　C. F－肌动蛋白的聚合过程不需要能量

　　D. 肌动蛋白是微丝的基础蛋白质

　　E. 微丝受肌动蛋白－结合蛋白的调节

6. 微丝在非肌细胞中与哪种功能无关：

　　A. 吞噬活动　　　　　B. 氧化磷酸化　　　　C. 变形运动

　　D. 支架作用　　　　　E. 变皱膜作用

7. 对微丝起专一抑制作用的是：

    A. 秋水仙素   B. 细胞松弛素 B   C. 长春花碱   D. Mg^{2+} E. K^+

8. 关于肌动蛋白，哪种叙述不正确：

    A. 可分为 α、β、γ 几种肌动蛋白   B. 是组成微丝的基本成分

    C. 单体为球状   D. G – 肌动蛋白上有 GTP 结合位点

    E. G – 肌动蛋白可结合形成 F – 肌动蛋白

9. 在微丝的组分中起调节作用的是：

    A. 肌动蛋白   B. 肌球蛋白   C. α – 辅肌球蛋白

    D. 纽带蛋白   E. 原肌球蛋白

10. 参与胞质分裂的细胞骨架是：

    A. 微丝   B. 微管   C. 中间纤维   D. 核纤层   E. 应力纤维

11. 非肌细胞中，构成微丝的主要蛋白是：

    A. 肌钙蛋白   B. F – 肌动蛋白   C. G – 肌动蛋白

    D. 肌动蛋白和肌球蛋白   E. 肌球蛋白

12. 能促进微丝聚合的物质是：

    A. 鬼笔环肽   B. 细胞松弛素 B   C. 秋水仙素   D. 长春花碱   E. 氮芥

13. 微丝不含哪种蛋白：

    A. 波形纤维蛋白   B. 肌动蛋白   C. 肌球蛋白

    D. 原肌球蛋白   E. 肌动蛋白 – 结合蛋白

14. 哪种蛋白不属于肌动蛋白 – 结合蛋白：

    A. 切断因子结合蛋白   B. 稳定因子结合蛋白

    C. 盖帽因子结合蛋白   D. 杆状空间因子结合蛋白

    E. 结蛋白

15. 下列哪种蛋白质直接参与肌肉收缩：

    A. 肌动蛋白   B. 原肌球蛋白   C. 肌钙蛋白   D. 钙调蛋白   E. 结蛋白

16. 与微丝功能无关的是：

    A. 神经管形成   B. 参与细胞连接   C. 精子顶体反应

    D. 纺锤体形成   E. 细胞内信号传导

17. 微管原纤维数目为：

    A. 9 条   B. 11 条   C. 13 条   D. 15 条   E. 17 条

18. 微管的形态特征哪项描述不正确：

    A. 中空管状结构   B. 外径约为 25nm

    C. 需要一定的微管蛋白浓度   D. GTP 可能对组装起调节作用

    E. 活细胞内的组装需要 MTOC

19. 微管踏车是指：

    A. 微管两端聚合和解聚达到平衡时   B. 微管正端集合和解聚达到平衡时

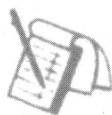

C. 微管负端聚合和解聚达到平衡时   D. 微管正端聚合停止时

E. 微管负端聚合停止时

20. 下列哪种结构不是由微管构成：

A. 纺锤体   B. 微体   C. 中心体   D. 纤毛   E. 鞭毛

21. 关于微管的化学组成哪项是错误的：

A. α微管蛋白   B. β微管蛋白   C. MAP   D. tau蛋白   E. 组蛋白

22. 微管的形态一般是：

A. 中空圆柱体   B. 中空长方体   C. 中空圆球形

D. 实心纤维状   E. 以上都是

23. 纤毛、鞭毛的基体由下列哪种微管组成：

A. 二联管   B. 三联管   C. 单管   D. 四联管   E. 以上都不是

24. 下列哪项与微管的功能无关：

A. 受体作用   B. 支持功能   C. 细胞运动   D. 物质运输   E. 信息传递

25. 能特异性阻止微管蛋白聚合的物质是：

A. Na^+ B. Mg^{2+} C. 秋水仙素   D. 细胞松弛素   E. 鬼笔环肽

26. 下列哪项叙述不符合肌球蛋白：

A. 细胞中的肌球蛋白一般由6条多肽链组成

B. 肌球蛋白分子的2条轻链形成杆状部

C. 肌球蛋白分子头部聚集在肌球蛋白纤维的两极

D. 肌球蛋白的头部有ATP酶活性

E. 肌球蛋白头部存在肌动蛋白结合位点

27. 秋水仙素对纺锤丝的抑制作用可使细胞分裂停于：

A. G_0期   B. 前期   C. 中期   D. 后期   E. 末期

28. 促进微管聚合的物质是：

A. 秋水仙素   B. 长春花碱   C. Ca^{2+} D. Mg^{2+} E. Fe^{2+}

29. 微管蛋白的异二聚体上可结合：

A. ATP   B. GTP   C. CTP   D. UTP   E. TTP

30. 下列哪种不属于纺锤丝微管：

A. 染色体微管   B. 基体微管   C. 连续微管   D. 中间微管   E. 星体微管

31. 关于纤毛和鞭毛的运动机理，下列哪种叙述有误：

A. 弯曲运动是由滑动运动转化而来

B. 滑动是通过二联体动力蛋白臂产生的

C. 鞭毛的运动依赖于鞭毛基部的某种动力装置

D. 弯曲运动并不消耗ATP

E. 管上的动力蛋白臂是鞭毛和纤毛的动力源

32. 主要的微管结合蛋白是：

    A. α微管蛋白 B. β微管蛋白

    C. 微管关联蛋白和 tau 蛋白 D. 肌动蛋白和肌球蛋白

    E. 以上都不是

33. 关于中间纤维，下列哪项描述是错误的：

    A. 中空管状 B. 直径约 10nm

    C. 外与细胞膜相连 D. 内于核纤层直接联系

    E. 分布具有严格的组织特异性

34. 不属于中间纤维的是：

    A. 神经元纤维 B. 角蛋白纤维 C. 应力纤维

    D. 神经胶质纤维 E. 波形纤维

35. 上皮细胞中常出现的中间纤维是：

    A. 角蛋白纤维 B. 波形纤维 C. 结蛋白纤维

    D. 神经元纤维 E. 神经胶质纤维

36. 成纤维细胞常表达的中间纤维是：

    A. 角蛋白纤维 B. 波形纤维 C. 结蛋白纤维

    D. 神经元纤维 E. 神经胶质纤维

37. 中间纤维的特征是：

    A. 各类中间纤维蛋白的分子都有一段杆状区

    B. 中间纤维两端是不对称的，具有极性

    C. 不存在中间纤维结合蛋白

    D. 细胞中存在中间纤维蛋白质

    E. 以上都不是

38. 核纤层蛋白属于下列哪种成分：

    A. 微管蛋白 B. 中等纤维蛋白 C. 微丝结合蛋白

    D. 组蛋白 E. 非组蛋白

39. 下列关于中等纤维叙述错误的是：

    A. 中等纤维是细胞骨架中最复杂的成分

    B. 中等纤维的稳定性较微管、微丝差

    C. 中等纤维的直径介于微管和微丝之间

    D. 各类中等纤维的差异在于头尾两端非螺旋区的多样性

    E. 中等纤维分子的杆状区是由约 310 个氨基酸的 α 螺旋组成

40. 关于中等纤维的分子结构，下列哪项叙述不正确：

    A. 中等纤维的基本结构是杆状中心区域

    B. 杆状区是由 310 个氨基酸的 α 螺旋组成

    C. 杆状区的长度和氨基酸序列高度保守

D. 非螺旋的头部区是高度可变的，决定中等纤维的性质多样性

E. 非螺旋的尾部区保守不变，是识别中等纤维的特征

41. 关于中等纤维组装特点，下列哪项叙述不正确：

A. 以半分子长度交错原则组装   B. 有极性

C. 体外组装不需要其他蛋白质参与   D. 在体内组装时，不同于微管和微丝

E. 四聚体是在溶液中存在的最小稳定单位

42. 下列哪项不属于中等纤维的功能：

A. 固定细胞核   B. 参与物质运输

C. 与有丝分裂有关   D. 对染色体起空间定向支架作用

E. 是细胞分裂时收缩环的主要成分

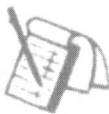

记 录

三、简答题

1. 比较微丝、微管和中间纤维的形态结构和化学组成。

2. 为什么说细胞骨架是细胞内的一种动态结构？

3. 微丝、微管和中间纤维各有那些功能？

4. 简述纤毛、鞭毛的运动机制。

第七章 线粒体与细胞的能量转换

一、名词解释

细胞呼吸   呼吸链   内共生假说   基粒   膜间腔   氧化磷酸化

二、选择题

1. 由两层单位膜围成的细胞器是：

A. 高尔基复合体   B. 溶酶体   C. 线粒体

D. 微体   E. 内质网

2. 光镜下可见线粒体的形状为：

A. 分枝状   B. 棒状、线状或颗粒状   C. 星状

D. 卵圆形   E. 以上形状都有

3. 线粒体中具有调控质子通道作用的蛋白存在于：

A. 基粒头部   B. 基粒柄部   C. 基粒基片   D. 嵴内腔   E. 嵴间腔

4. 线粒体嵴的形状是：

A. 板层嵴状   B. 纵行嵴   C. 管状嵴

D. 锯齿状嵴   E. 以上形状都有可能

5. 以下哪种说法是不正确的：

A. 在不同类型的细胞中，线粒体数目比较恒定

B. 不同种类的细胞，线粒体形态可能不同

C. 线粒体的形状可随细胞生理状况而变化

D. 代谢旺盛的细胞，线粒体数量较多

E. 多数细胞中，线粒体均匀分布于细胞质中

6. 基本微粒又称为：

    A. 基质颗粒   B. 微粒体   C. ATP 酶复合体   D. 微粒   E. 中央颗粒

7. 关于线粒体的结构特征，以下哪种说法是错误的：

    A. 外膜的脂类与内质网相似   B. 内膜向内折叠形成嵴

    C. 内膜的通透性较高   D. 基粒的化学本质是 ATP 合成酶

    E. 线粒体基质中含有多种酶

8. 线粒体的主要功能是：

    A. 合成蛋白质   B. 组装核糖体   C. 合成糖元

    D. 产生 ATP   E. 储存 Ca^+

9. 线粒体中蛋白质含量较高的部位是：

    A. 外膜   B. 膜间腔   C. 内膜   D. 基质   E. 嵴内腔

10. 真核细胞产生能量的主要部位是：

    A. 细胞质基质   B. 溶酶体   C. 过氧化物酶体   D. 线粒体   E. 细胞核

11. 糖酵解过程发生在：

    A. 细胞质基质   B. 溶酶体   C. 线粒体基质

    D. 线粒体外膜   E. 线粒体内膜

12. 三羧酸循环发生在：

    A. 线粒体基质   B. 细胞质基质   C. 线粒体内膜

    D. 膜间腔   E. 基本微粒

13. 氧化磷酸化部位在：

    A. 线粒体基质   B. 线粒体内膜   C. 膜间腔

    D. 基本微粒   E. 基质颗粒

14. 线粒体产生的高能磷酸化合物主要是：

    A. ATP   B. CTP   C. GTP   D. TTP   E. cAMP

15. 呼吸链位于线粒体的：

    A. 外膜   B. 内膜   C. 膜间腔   D. 基质   E. 基质颗粒

16. 1 分子葡萄糖彻底氧化分解可产生的 ATP 数目为：

    A. 30   B. 32   C. 34   D. 38   E. 40

17. 细胞内葡萄糖等物质彻底氧化并释放能量的过程称：

    A. 糖酵解   B. 三羧酸循环   C. 细胞呼吸

    D. 氧化磷酸化   E. 氧化分解作用

18. 半自主性细胞器是：

    A. 内质网   B. 高尔基复合体   C. 溶酶体   D. 线粒体   E. 中心体

19. 关于线粒体蛋白质合成系统，以下哪种描述不正确：

    A. 线粒体核糖体比细胞质核糖体小   B. 能合成大部分的线粒体结构蛋白

C. 对抑制剂敏感性和细胞质蛋白质合成系统不相同

D. mRNA 可由 mtRNA 编码　　　　E. 氨酰 tRNA 合成酶由细胞质运入

20. 线粒体的增殖是通过：

A. 原有线粒体的生长分裂　　　　B. 来自内质网的囊泡产生

C. 线粒体重新形成　　　　　　　D. 高尔基复合体形成的囊泡形成的

E. 以上均有可能

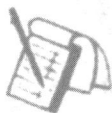

记　录

21. 关于电子传递与 ATP 合成偶联，得到试验支持的理论是：

A. 信号肽假说　　　　　B. 化学偶联假说　　　　C. 化学渗透假说

D. 构象假说　　　　　　E. 操纵分子假说

22. 线粒体内膜的标志酶是：

A. NADH – 辅酶 Q 还原酶　　　B. 细胞色素氧化酶

C. 腺苷酸激酶　　　　　　　　　D. 单胺氧化酶

E. 琥珀酸脱氢酶

23. 对寡霉素敏感的蛋白存在于：

A. 基粒头部　　B. 基粒柄部　　C. 基粒基部　　D. 基见腔　　E. 嵴内腔

三、简答题

1. 试述线粒体的超微结构。

2. 如何理解线粒体是细胞的"动力工厂"？

3. 为什么说线粒体是一个半自主性细胞器？

4. 简述细胞氧化的基本过程？

5. 线粒体与人类疾病有何关系？

第八章　细胞内膜系统

一、名词解释

内膜系统　　信号肽　　信号识别颗粒　　分子伴侣　　自溶作用

自噬性溶酶体　　异噬性溶酶体　　残余小体　　类核体　　多聚核糖体

二、选择题

1. 核糖体中含有的核酸是：

A. mRNA　　　B. rRNA　　　C. tRNA　　　D. hnRNA　　　E. 以上都不是

2. 原核细胞核糖体的沉降系数是：

A. 50S　　　B. 60S　　　C. 70S　　　D. 80S　　　E. 90S

3. 属于原核细胞核糖体的 rRNA 是：

A. 45SrRNA　　B. 28SrRNA　C. 18SrRNA

D. 16SrRNA　　E. 5.8SrRNA

4. 真核细胞核糖体的沉降系数是：

A. 50S　　　B. 60S　　　C. 70S　　　D. 80S　　　E. 100S

5. 真核细胞核糖体大亚基的沉降系数是：

    A. 50S   B. 60S   C. 70S   D. 80S   E. 90S

6. 细胞中蛋白质合成组装的细胞器是：

    A. 糙面内质网   B. 光面内质网   C. 细胞核   D. 高尔基复合体   E. 核糖体

7. 在蛋白质合成的过程中，需要下列哪种物质供能：

    A. ATP   B. GTP   C. CTP   D. UTP   E. TTP

8. 核糖体上的"A 位"是哪种物质结合的部位：

    A. 多肽链转移酶   B. GTP 酶   C. mRNA

    D. 氨酰—tRNA   E. 肽酰—tRNA

9. 在蛋白质合成的过程中，肽键的形成是在核糖体的哪一部位：

    A. 供体部位   B. 受体部位   C. 肽基转移酶位

    D. GTP 酶活性部位   E. 小亚基

10. 肽基转移酶存在于：

    A. 核糖体的大亚基中   B. 核糖体的小亚基中

    C. mRNA 分子内   D. tRNA 分子内

    E. 细胞质中

11. 遗传密码是指：

    A. DNA 分子上每 3 个相邻的碱基   B. rRNA 分子上每 3 个相邻的碱基

    C. tRNA 分子上每 3 个相邻的碱基   D. mRNA 分子上每 3 个相邻的碱基

    E. hnRNA 分子上每 3 个相邻的碱基

12. 一个 tRNA 分子上的反密码子是 UAC，与其相对应的 mRNA 密码子是：

    A. CAC   B. AUG   C. TUG   D. ATG   E. CAU

13. 以 mRNA 为模板合成蛋白质的过程称为：

    A. 转录   B. 转导   C. 转化   D. 翻译   E. 复制

14. 在蛋白质合成过程中，tRNA 的功能是：

    A. 提供合成的场所   B. 起合成模板的作用

    C. 提供能量来源   D. 与 tRNA 的反密码子相识别

    E. 运输氨基酸

15. 参与蛋白质合成的酶是：

    A. 转氨酶   B. 羧基肽酶   C. 谷氨酰氨合成酶

    D. 肽基转移酶   E. 连接酶

16. 细胞的蛋白合成时，氨基酸活化所需的能源是：

    A. ATP   B. ADP   C. GTP   D. cAMP   E. cGMP

17. RNA 转录时，多核苷酸链的延伸方向是：

    A. 主要是 $3' \rightarrow 5'$，部分是 $5' \rightarrow 3'$ B. $5' \rightarrow 3'$ 和 $3' \rightarrow 5'$

    C. $5' \rightarrow 3'$ D. $3' \rightarrow 5'$

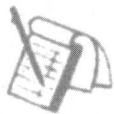

E. 无一定方向

18. 在蛋白质合成过程中，mRNA 的功能是：

A. 起串连核糖体作用   B. 起合成模板作用

C. 起激活因子作用   D. 识别反密码

E. 起延伸肽链作用

19. 多聚核糖体是指：

A. 细胞中有两个以上的核糖体集中成一团

B. 一条 mRNA 链串连多个核糖体的结构组合

C. 细胞中两个以上的核糖体聚集成簇状或菊花状结构

D. rRNA 的聚合体

E. 附着在内质网上的核糖体

20. 核糖体的功能可表述为：

A. 细胞的动力工厂   B. 氨基酸缩合成肽链的装配机

C. 细胞的骨架系统   D. 细胞内物质的加工和包装车间

E. 细胞内物质的运输机

21. 细胞中合成蛋白质的场所是：

A. 糙面内质网   B. 滑面内质网   C. 细胞核

D. 核糖体   E. 细胞质

22. mRNA 分子中，翻译的起始信号是：

A. UAG   B. GAU   C. AUG   D. UGA   E. GUA

23. mRNA 分子中，翻译过程的 3 个终止信号是：

A. UAA、UAG、UGA   B. UUA、UUG、UGU

C. AUG、AGU、AGA   D. GAA、GAG、GGA

E. CAA、CAG、CGA

24 原核细胞和真核细胞都具有的细胞器是：

A. 中心体   B. 核糖体   C. 线粒体

D. 内质网   E. 高尔基复合体

25. mRNA 分子中只含有 4 种单核苷酸，但却能组成的密码子有：

A. 64 种   B. 32 种   C. 61 种   D. 16 种   E. 20 种

26. rRNA 由核仁形成区：

A. 复制出来   B. 转录出来   C. 分离出来

D. 翻译出来   E. 分化出来

27. 病毒的遗传信息贮存于：

A. DNA 或 RNA 中   B. DNA 中   C. RNA 中

D. 蛋白质中   E. 染色体中

记 录

28. 蛋白质合成过程的 3 个阶段是：

　　A. 复制、转录、翻译　　　　B. 开始、合成、加工

　　C. 起始、延伸、终止　　　　D. 解旋、复制、螺旋化

　　E. 戴帽、加尾、剪接

29. 在蛋白质合成过程中，释放因子的作用是：

　　A. 激活肽基转移酶，使肽酰基—tRNA 间的酯键水解切断

　　B. 使氨基酸活化

　　C. 帮助肽酰基—tRNA 由核糖体 A 位移向 P 位

　　D. 帮助肽酰基—tRNA 由核糖体 P 位移向 A 位

　　E. 以上都不是

30. 真核细胞内蛋白质合成的过程中，与起始密码子结合的氨酰 tRNA 是：

　　A. 甲酰甲硫氨酰 tRNA　　　B. 谷氨酰 tRNA　　　　　C. 甲硫氨酰 tRNA

　　D. 色氨酰 tRNA　　　　　　E. 甘氨酰 tRNA

31. 内质网是由 Porter 等在电镜下观察哪种细胞时发现的：

　　A. 淋巴细胞　　B. 神经细胞　　C. 成纤维细胞　　D. 肝细胞　　E. 胰腺细胞

32. 下列哪种细胞的内质网均为光面内质网：

　　A. 癌细胞　　　B. 肝细胞　　C. 胚胎细胞　　D. 浆细胞　　E. 横纹肌细胞

33. 下列哪种细胞内一般没有内质网：

　　A. 淋巴细胞　　B. 肝细胞　　C. 癌细胞　　D. 肾细胞　　E. 红细胞

34. 下列细胞中，哪一种具有发达的粗面内质网：

　　A. 胚胎细胞　　　　　　　　B. 胰腺细胞　　　　　　　C. 干细胞

　　D. 肿瘤细胞　　　　　　　　E. 骨骼肌细胞

35. 内质网的主要化学成分为：

　　A. 脂类、蛋白质　　　　　　B. RNA、蛋白质　　　　　C. RNA、脂类、蛋白质

　　D. DNA、脂类、蛋白质　　　E. DNA、RNA、脂类、蛋白质

36. 内质网的标志酶是：

　　A. 葡萄糖 – 6 – 磷酸酶　　　B. 糖基转移酶　　　　　　C. 酸性磷酸酶

　　D. 过氧化氢酶　　　　　　　E. ATP 酶

37. 关于信号肽，下列哪项叙述有误：

　　A. 由 mRNA 分子中的信号密码翻译而来　　　B. 所有蛋白质均有信号肽

　　C. 由 18～30 个氨基酸组成　　　　　　　　D. 可与信号识别颗粒相互作用而结合

　　E. 只有合成信号肽的核糖体才能与内质网膜结合

38. 关于糙面内质网，下列叙述有错误的是：

　　A. 糙面内质网表面附着着大量核糖体

　　B. 核糖体与糙面内质网结合属功能性结合

　　C. 糙面内质网常与核被膜相接

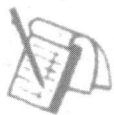

D. 糙面内质网来自于光面内质网

E. 糙面内质网是扁囊状内质网

39. 光面内质网不具有的功能是:

A. 解毒作用　　　　　　　B. 合成膜质和类固醇激素

C. 参与 Ca^{2+} 的释放和吸收调节肌肉收缩

D. 合成分泌蛋白　　　　　E. 参与糖元代谢

40. 关于滑面内质网下列叙述正确的是:

A. 滑面内质网是由两层单位膜围成的管状内质网

B. 滑面内质网的主要成分是 DNA、脂类、蛋白质

C. 滑面内质网是由粗面内质网衍化而来

D. 滑面内质网的主要功能是合成蛋白质

E. 以上都不对

41. 不由附于糙面内质网膜上核糖体合成的蛋白质是:

A. 分泌蛋白　B. 膜蛋白　C. 驻留蛋白　D. 溶酶体酶　E. 核糖体蛋白

42. 糙面内质网的有关功能是:

A. 蛋白质合成　　　　　　B. 解毒作用　　　　　　C. 细胞内消化

D. 协助受精　　　　　　　E. 使底物氧化

43. 糙面内质网与光面内质网共有的功能是:

A. 合成蛋白质　　　　　　B. 合成脂类　　　　　　C. 解毒功能

D. 分解核酸　　　　　　　E. 糖代谢

44. 与内膜系统无关的细胞器是:

A. 内质网　　　　　　　　B. 高尔基复合体　　　　C. 溶酶体

D. 线粒体　　　　　　　　E. 过氧化物酶体

45. 1898 年,高尔基(Golgi)在哪种细胞中发现高尔基复合体:

A. 神经细胞　B. 肌细胞　C. 成纤维细胞　D. 肝细胞　E. 肾细胞

46. 高尔基复合体数量较多的细胞是:

A. 肌细胞　B. 肝细胞　C. 淋巴细胞　D. 粒细胞　E. 红细胞

47. 位于高尔基复合体形成面的囊泡称为:

A. 小囊泡　　B. 大囊泡　C. 扁平囊

D. 分泌泡　　E. 以上都不是

48. 位于高尔基复合体成熟面的囊泡称为:

A. 小囊泡　B. 大囊泡　C. 扁平囊　D. 分泌泡　E. 以上都不是

49. 高尔基扁平囊具有极性,关于它的叙述正确的是:

A. 顺面厚度为 8nm,其形态和化学组成与内质网相似

B. 顺面厚度为 8nm,其形态和化学组成与质膜相似

C. 顺面厚度为 6nm,其形态和化学组成与内质网相似

D. 顺面厚度为 6nm，其形态和化学组成与质膜相似

E. 以上都不对

50. 高尔基复合体的小囊泡主要来自于：

A. 糙面内质网　　　　B. 光面内质网　　　　C. 内质网

D. 高尔基复合体　　　E. 扁平囊

51. 高尔基复合体的主要化学成分是：

A. 脂类、蛋白质　　　B. DNA、脂类　　　　C. DNA、蛋白质

D. RNA、蛋白质　　　E. 以上都不是

52. 高尔基扁平囊至少分为 3 个区隔，反面扁平囊含有的酶是：

A. 磷酸转移酶　　　　B. N－乙酰葡萄糖胺转移酶

C. 酸性磷酸酶　　　　D. 氧化酶

E. 半乳糖转移酶

53. 下列哪一种细胞内没有高尔基复合体：

A. 淋巴细胞　　B. 肝细胞　　C. 癌细胞　　D. 胚胎细胞　　E. 红细胞

54. 关于"膜流"下面哪种方向是正确的：

A. 质膜→大囊泡→高尔基复合体

B. 高尔基复合体→粗面内质网→质膜

C. 粗面内质网→高尔基复合体→滑面内质网

D. 内质网→高尔基复合体→质膜

E. 以上都不对

55. 高尔基复合体的功能是：

A. 参与能量代谢

B. 参与脂类代谢、糖原分解及解毒作用

C. 参与肌肉收缩

D. 合成酶原颗粒及抗体

E. 参与细胞的分泌活动及溶酶体的形成

56. 在细胞的分泌活动中，分泌物质的合成、加工、运输过程的顺序为：

A. 细胞核→粗面内质网→高尔基复合体→分泌泡→细胞膜→细胞外

B. 粗面内质网→高尔基复合体→分泌泡→细胞膜→细胞外

C. 高尔基复合体小囊泡→扁平囊→大囊泡→分泌泡→细胞膜→细胞外

D. 粗面内质网→高尔基复合体→细胞外

E. 以上都不是

57. 初级溶酶体来源于：

A. 线粒体与高尔基复合体　　　　B. 粗面内质网与高尔基复合体

C. 粗面内质网与滑面内质网　　　D. 核膜与内质网

E. 以上都不是

58. 能起细胞内消化作用的细胞器是：

   A. 内质网　　　　　　B. 高尔基复合体　　　C. 溶酶体

   D. 线粒体　　　　　　E. 过氧化物酶体

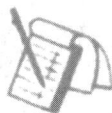

59. 溶酶体的标志酶是：

   A. 糖基转移酶　　　　B. 氧化酶　　　　　　C. 过氧化氢酶

   D. 酸性磷酸酶　　　　E. 二硫键异构酶

60. 溶酶体膜蛋白的结构特点是：

   A. 极少有寡糖链　　　　　B. 寡糖链朝向膜外侧

   C. 高度糖基化且朝向膜内侧　D. 无寡糖链

   E. 以上都不是

61. 对溶酶体酶来源，叙述正确的是：

   A. 进入糙面内质网腔中形成 O – 连接的寡糖糖蛋白

   B. 由游离核糖体合成

   C. 水解酶的信号肽的氨基酸在一级结构中彼此相邻

   D. 有活性的溶酶体水解酶具有多个 M6P 基团

   E. 以上都不是

62. 溶酶体酶寡糖链上的甘露糖形成 6 – 磷酸 – 甘露糖发生在：

   A. 顺面高尔基网　　　B. 反面高尔基网　　　C. 前溶酶体

   D. 初级溶酶体　　　　E. 次级溶酶体

63. 包含被分解消化物质的溶酶体总称为：

   A. 初级溶酶体　　　　B. 次级溶酶体　　　　C. 吞噬性溶酶体

   D. 自噬性溶酶体　　　E. 异噬性溶酶体

64. 对初级溶酶体的叙述，下列错误的是：

   A. 该溶酶体体积最小，约 $0.2 \sim 0.5 \mu m$

   B. 是由高尔基复合体反面扁平囊芽生而来

   C. 含有无活性的水解酶，没有作用底物及消化产物

   D. 溶酶体内的水解酶都是由粗面内质网上的核糖体合成

   E. 以上都不是

65. 初级溶酶体与次级溶酶体的区别在于：

   A. 初级溶酶体不含有作用底物　　B. 初级溶酶体不含有水解酶

   C. 初级溶酶体的水解酶不成熟　　D. 初级溶酶体不含作用产物

   E. 初级溶酶体未与吞噬体融合

66. 对自溶作用的叙述，下列正确的是：

   A. 溶酶体分解胞内营养颗粒　　　B. 对细胞自身结构的消化分解

   C. 对细菌颗粒的消化分解　　　　D. 使细胞本身被水解酶消化分解

   E. 以上都不是

67. 自噬作用是指：

   A. 细胞内溶酶体膜破裂，整个细胞被水解酶所消化的过程

   B. 细胞内的细胞器被溶酶体消化的过程

   C. 溶酶体消化细胞内衰老、变性细胞结构的过程

   D. 溶酶体消化吞噬体的过程

   E. 溶酶体消化细胞自身细胞器或细胞内物质的过程

68. 自噬性溶酶体的来源是：

   A. 溶酶体与自身细胞的融合

   B. 溶酶体与本细胞内的衰老、变性细胞器融合

   C. 溶酶体与溶酶体融合

   D. 溶酶体与运输囊泡融合

   E. 以上都不是

69. 细胞内含有过氧化氢酶的细胞器是：

   A. 内质网　　　　　B. 线粒体　　　　　C. 高尔基复合体

   D. 溶酶体　　　　　E. 过氧化物酶体

70. 过氧化物酶体的标志酶是：

   A. 氨基酸氧化酶　　B. 糖基转移酶　　　C. 酸性磷酸酶

   D. 过氧化氢酶　　　E. 尿酸氧化酶

71. 过氧化物酶体的主要功能是：

   A. 合成 ATP　　　　　　　B. 胞内消化作用

   C. 参与过氧化氢的形成与分解　　D. 合成蛋白质

   E. 分解囊泡

72. 肝、肾细胞中负担着解除血液中有毒成分的细胞器是：

   A. 内质网　　　　　B. 高尔基复合体　　C. 溶酶体

   D. 线粒体　　　　　E. 过氧化物酶体

73. 高尔基复合体的特征酶是：

   A. 甘露糖苷酶　　　B. 糖基转移酶　　　C. 酪蛋白磷酸激酶

   D. 磺基－糖基转移酶　E. NADP 酶

74. 高尔基复合体的主要生物学功能是：

   A. 蛋白质合成　　　B. 合成脂类

   C. 对蛋白质进行加工和运输　D. 参与细胞氧化过程

   E. 折叠肽链

75. 哺乳动物精子的头部有一种特化的结构叫顶体，它实际上相当于下列哪种结构：

   A. 内质网　　B. 高尔基复合体　　C. 溶酶体　　D. 分泌泡　　E. 过氧化物酶体

三、简答题

1. 何谓内膜系统？它包括哪些细胞器？

2. 简述核糖体的形态结构、类型和功能。

3. 比较粗面内质网与滑面内质网的结构和功能。

4. 简述 GC 的形态结构和功能。

5. 溶酶体是如何形成的？在结构上与 ER、GC 有何联系？

6. 溶酶体有哪些类型和基本功能？

7. 何谓"信号肽"？信号假说的主要内容是什么？

8. 蛋白质的糖基化有哪些类型？和哪些细胞器有关？

9. 简述内膜系统的各细胞器之间在结构和功能上的联系。

10. 溶酶体与哪些疾病有关？

11. 简述蛋白质合成的基本过程。

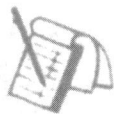

记 录

第九章　细胞的信号转导

一、名词解释

　G 蛋白　　　MAPK 信号通路　　　受体酪氨酸激酶

二、选择题

1. 在细胞信号传递中具有重要作用的脂类是：

　　A. 磷脂酰胆碱　　　　　　　B. 磷脂酰乙醇胺　　　　　　C. 磷脂酰丝氨酸

　　D. 鞘醇脂　　　　　　　　　E. 磷脂酰肌醇

2. 使磷脂酶 C 活化，分解 PIP_2 生成 IP_3 和 DG 的 G 蛋白是：

　　A. Gs　　　　B. Gi　　　　C. Gq　　　　D. Gt　　　　E. Go

3. cAMP 信使的主要生物学功能是活化：

　　A. 蛋白激酶 C　　　　　　　B. 蛋白激酶 A　　　　　　　C. 蛋白激酶 B

　　D. Ca^{2+} 激酶　　　　　　　E. 酪氨酸激酶

4. 能够导致细胞中 cAMP 升高的 G 蛋白是：

　　A. Gs 蛋白　　B. Gi 蛋白　　C. Gq 蛋白　　D. Gt 蛋白　　E. Go 蛋白

5. 在 cAMP 信号途径中，能使 cAMP 降低的 G 蛋白是：

　　A. Gs　　　　B. Gi　　　　C. Gq　　　　D. Gt　　　　E. ras 蛋白

6. 与配体结合后直接行使酶催化功能的受体是：

　　A. 生长因子受体　　　　　B. 离子通道受体

　　C. G 蛋白耦联受体　　　　D. 核受体

　　E. 以上都不是

7. 以下哪一种分子不属于第二信使：

　　A. IP_3　　　　B. SOS　　　C. DAG　　　D. Camp　　　E. cGMP

8. DAG 的效应分子是：

　　A. 蛋白激酶 A　　　　　　　B. 蛋白激酶 G　　　　　　　C. 磷脂酶 C

　　D. 蛋白激酶 C　　　　　　　E. 腺苷酸环化酶

9. 下列属于 RTK 的是：

    A. 嗅觉受体   B. 胰岛素受体   C. 整合素   D. Ras   E. Grb2

10. 下列不属于细胞膜受体的是：

    A. 生长因子受体   B. 神经递质受体   C. 甾体激素受体

    D. G 蛋白耦联受体   E. 配体闸门受体

三、简答题

1. 简述细胞膜表面受体的种类及各自的功能。

2. 试述信号级联对信号传导的重要性。

3. 简述 G 蛋白的种类及作用机制。

4. 细胞外信号分子繁多，细胞怎样根据自己的需要选择信号？

第十章　细胞生长、分裂和细胞周期

一、名词解释

细胞增殖　　　细胞周期　　　有丝分裂器　　　细胞周期蛋白　　　MPF

限制点　　　细胞同步化　　　细胞周期蛋白依赖性激酶（CDK）

二、选择题

1. 真核生物细胞增殖的主要方式是：

    A. 有丝分裂   B. 减数分裂   C. 无丝分裂

    D. 有丝分裂和减数分裂   E. 无丝分裂和减数分裂

2. 从细胞增殖角度看，暂不增殖的细胞称为：

    A. G_1A 态细胞   B. G_1B 态细胞   C. G_1 期细胞

    D. G_2 期细胞   E. G_0 期细胞

3. 细胞周期的顺序是：

    A. M 期　G_2 期　S 期　G_1 期   B. M 期　G_1 期　G_2 期　S 期

    C. G_1 期　G_2 期　S 期　M 期   D. G_1 期　S 期　M 期　G_2 期

    E. G_1 期　S 期　G_2 期　M 期

4. 细胞周期中，时间变化最大的时期是：

    A. G_1 期   B. S 期   C. G_2 期   D. M 期   E. G_0 期

5. 细胞周期中，DNA 合成是在：

    A. G_1 期   B. S 期   C. G_2 期   D. M 期   E. G_0 期

6. 有丝分裂与无丝分裂的区别主要在于后者：

    A. 不经过染色体的变化，无纺锤丝出现

    B. 经过染色体的变化，有纺锤丝出现

    C. 遗传物质不能平均分配

    D. 细胞核先分裂，核仁后分裂

    E. 细胞核和核仁同时分裂

7. 在细胞周期中，哪一时期最适合研究染色体的形态结构：

    A. 间期   B. 前期   C. 中期   D. 后期   E. 末期

8. 细胞有丝分裂中期的特征是：

    A. 核被膜消失   B. 染色体排列成赤道板

    C. 核仁消失   D. 染色体形成

    E. 染色体复制

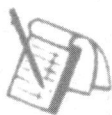

9. 细胞分裂后期开始的标志是：

    A. 核仁消失   B. 核被膜消失   C. 染色体排列成赤道板

    D. 动粒微管从两极伸向染色体动粒

    E. 着丝粒分裂，姐妹染色单体开始分离

10. 细胞增殖周期是指下列哪一阶段：

    A. 细胞从前一次分裂开始到下一次分裂开始为止

    B. 细胞从这一次分裂开始到分裂结束为止

    C. 细胞从这一次分裂结束到下一次分裂开始为止

    D. 细胞从前一次分裂开始到下一次分裂结束为止

    E. 细胞从前一次分裂结束到下一次分裂结束为止

11. 有丝分裂器包括：

    A. 微管、微丝、中等纤维   B. 基体、纺锤丝、中心粒

    C. 纺锤丝、中心体   D. 纺锤丝、中心粒、染色体

    E. 着丝粒、中心粒、染色体

12. 下列哪种细胞具有增殖潜能：

    A. 淋巴细胞   B. 红细胞

    C. 角化细胞   D. 神经元细胞

    E. 骨骼肌细胞

13. 机体中不具有增殖潜力的细胞是：

    A. 干细胞   B. 上皮细胞   C. 骨髓细胞   D. 神经细胞   E. 淋巴细胞

14. 同源染色体的非姐妹染色单体交换发生在：

    A. 细线期   B. 偶线期   C. 粗线期   D. 双线期   E. 终变期

15. 交叉出现于：

    A. 细线期   B. 偶线期   C. 粗线期   D. 双线期   E. 终变期

16. 联会复合体形成于：

    A. 细线期   B. 偶线期   C. 粗线期   D. 双线期   E. 终变期

17. 同源染色体彼此分离，移向两极开始于：

    A. 前期Ⅰ   B. 中期Ⅰ   C. 后期Ⅰ   D. 中期Ⅱ   E. 后期Ⅱ

18. 减数分裂过程中，二价体排列在赤道板的时期是：

    A. 前期Ⅰ   B. 中期Ⅰ   C. 后期Ⅰ   D. 中期Ⅱ   E. 后期Ⅱ

19. 高等植物细胞与动物细胞有丝分裂的区别之一在于：

    A. 形成染色体   B. 染色体要纵裂   C. 有纺锤体形成

    D. 有染色体向两极移动   E. 无中心粒

20. 有丝分裂中，被人们较多接受的关于染色体向两极移动的机制是：

    A. 纺锤丝微管滑动说   B. 微管集散说

    C. 机动蛋白—微管相互作用说 D. 电磁场说

    E. 溶胶和凝胶的变化说

21. 如果将一个 S 期的细胞与一个 G1 期的细胞进行融合，那么：

    A. G1 期细胞核将进入 S 期   B. S 期细胞核将进入 G1 期

    C. 两个核均进入 G2 期   D. 两个核均被抑制

    E. 两个核均进入 M 期

22. 有丝分裂器的作用是：

    A. 染色体支架   B. 保证细胞质均分   C. DNA 复制的支架

    D. 代替解体的细胞核   E. 保证染色体均分

23. 成熟促进因子是在哪个时期合成的：

    A. G_1 期   B. S 期   C. G_2 期   D. M 期   E. G_0 期

24. 中心粒复制的完成发生在：

    A. G_1 期   B. S 期   C. G_2 期   D. M 期   E. G_0 期

25. 调节细胞进出 M 期所必需的蛋白激酶是：

    A. CDK1   B. CDK2   C. CDK4   D. CDK6   E. PKC

三、简答题

1. 细胞增殖有何意义？

2. 细胞增殖有哪几种方式？比较它们的特点和过程。

3. 细胞周期有哪几个分期？试述各分期的主要特点。

4. 从细胞增殖的角度看，细胞可分为几类？

5. 比较有丝分裂和减数分裂的异同。

6. 举例说明 CDK 激酶在细胞周期中是如何执行调节功能的？

第十一章　细　胞　分　化

一、名词解释

细胞分化　　奢侈基因　　管家基因　　基因的差异表达　　去分化

细胞决定　　全能干细胞　　胚胎诱导　　干细胞

二、选择题

1. 细胞分化过程中，基因表达的调节主要在：

    A. 复制水平   B. 转录水平   C. 转录后水平

    D. 翻译水平   E. 翻译后水平

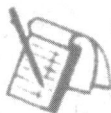

2. 由全能细胞产生不同类型细胞需通过：

    A. 有丝分裂　　　　　　B. 减数分裂　　　　　C. 细胞分裂

    D. 细胞分化　　　　　　E. 细胞去分化

3. 肌细胞合成的特异蛋白是：

    A. 血红蛋白　　　　　　B. 收缩蛋白　　　　　C. 角蛋白

    D. 角质蛋白　　　　　　E. 胶原蛋白

4. 维持细胞生命活动必需的持家蛋白是：

    A. 膜蛋白　　　　　　　B. 分泌蛋白　　　　　C. 血红蛋白

    D. 角蛋白　　　　　　　E. 收缩蛋白

5. 具有分化能力的细胞是：

    A. 肝细胞　　　　　　　B. 肾细胞　　　　　　C. 心肌细胞

    D. 神经细胞　　　　　　E. 胚胎细胞

6. 神经细胞属于：

    A. 未分化细胞　　　　　B. 全能细胞　　　　　C. 单能细胞

    D. 多能细胞D　　　　　E. 去分化细胞

7. 调控细胞分化的物质是：

    A. 胆固醇　　B. DNA　　C. 组蛋白　　D. 非组蛋白　　E. 糖蛋白

8. 在个体发育中，细胞分化的规律是：

    A. 单能细胞→多能细胞→全能细胞　　B. 全能细胞→多能细胞→单能细胞

    C. 多能细胞→单能细胞　　　　　　　D. 全能细胞→单能细胞→多能细胞

    E. 单能细胞→全能细胞→多能细胞

9. 红细胞产生的特异蛋白是：

    A. 血红蛋白　　　　　　B. 角蛋白　　　　　　C. 收缩蛋白

    D. 分泌蛋白　　　　　　E. 核糖体蛋白

10. 表皮细胞产生的特异蛋白是：

    A. 血红蛋白　　　　　　B. 角蛋白　　　　　　C. 收缩蛋白

    D. 分泌蛋白　　　　　　E. 核糖体蛋白

11. 下列细胞，不具有分化潜能的是：

    A. 胚胎细胞　　　　　　B. 受精卵　　　　　　C. 脊髓干细胞

    D. 淋巴母细胞　　　　　E. 心肌细胞

12. 实现细胞分化差异表达的调控物质是：

    A. 胆固醇　　B. 组蛋白　　C. 非组蛋白　　D. RNA　　E. DNA

13. 关于干细胞说法正确的是：

    A. 不具有分化功能的细胞　　B. 可产生分泌蛋白的细胞

    C. 分化程度低　　　　　　　D. 仅存在于胚胎中

    E. 增殖能力弱

14. 影响细胞分化最主要的因素是：

    A. 染色体的选择性丢失　　　B. 基因选择性丢失　　　C. 基因重排

    D. 基因扩增　　　　　　　　E. 基因的选择性表达

15. 细胞分化与增殖的主要不同点是前者产生的细胞：

    A. 生理功能不同　　　　　　　　　B. 形态、结构不同　　　C. 数量少

    D. 形态结构和生理功能发生稳定性差异　E. 功能变化大

三、简答题

1. 什么是细胞分化？细胞分化的本质原因是什么？

2. 细胞之间相互影响分化的方式有哪些？

3. 怎样理解细胞的全能性？

4. 试述细胞质与细胞核在细胞分化中的辨证关系。

第十二章　细胞的衰老与死亡

一、名词解释

程序性细胞死亡　　　凋亡小体　　　细胞坏死　　　肿瘤坏死因子

二、选择题

1. 细胞凋亡指的是：

    A. 细胞因增龄而导致的正常死亡　　　B. 细胞因损伤而导致的死亡

    C. 程序性细胞死亡　　　　　　　　　D. 机体细胞非程序性的自杀死亡

    E. 细胞因衰老而导致的死亡

2. 下列哪项不属细胞衰老的特征：

    A. 原生质减少，形状改变　　　　　B. 细胞膜磷脂含量下降，胆固醇含量上升

    C. 核被膜皱缩，染色质异固缩　　　D. 脂褐素减少

    E. 线粒体数目减少

3. 与细胞凋亡无关的基因是：

    A. 促进细胞存活的细胞　　　　　B. 促进细胞增殖的细胞

    C. 细胞生长的抑制基因　　　　　D. 促进细胞死亡的基因

    E. 以上都不是

4. 细胞凋亡与细胞坏死的最主要区别是：

    A. 细胞核肿胀　　　B. 内质网扩张　　　C. 细胞变形

    D. 炎症反应　　　　E. 细胞质变形

5. 迅速判断细胞是否死亡的方法是：

    A. 形态学改变　　　B. 功能状态检测　　　C. 繁殖能力检测

    D. 活性染色法　　　E. 内部结构观察

6. 机体中寿命最长的细胞是：

    A. 红细胞　　B. 表皮细胞　　C. 白细胞　　D. 上皮细胞　　E. 神经细胞

7. 衰老的生物学标志是：

    A. 色素颗粒沉积　　　　　B. 线粒体数目减少　　C. 端粒长度缩短

    D. 血清中自由基数量增多　　　E. 免疫功能降低

8. 与凋亡细胞形态无关的描述是：

    A. 细胞膜完整　　　　　B. 出现凋亡小体　　　　C. 核染色体呈新月状

    D. 细胞体积减小　　　　E. 溶酶体破坏

9. 自由基可以使质膜上的哪种物质氧化：

    A. 饱和脂肪酸　　B. 不饱和脂肪酸　　C. 水　　D. 胆固醇　　E. 葡萄糖

10. 凋亡细胞的分子特征是：

    A. 溶酶体膜破裂　　　　B. DNA 降解，凝胶电泳图谱呈梯状

    C. 细胞器溶解　　　　　D. 引起炎症　　　　　　E. 细胞变大

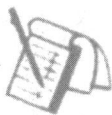

记　录

三、简答题

1. 细胞衰老有哪些变化？

2. 比较细胞坏死与细胞凋亡的异同。

3. 细胞凋亡与个体发育、免疫学、肿瘤发生的关系如何？

4. 如何理解细胞衰老是细胞生命活动的基本规律之一？

第十三章　干　细　胞

1. 干细胞增殖有哪些特性？有何意义？

2. 什么是胚胎干细胞？其研究有何意义？

3. 什么是间充质干细胞？有何作用？

4. 简述精原干细胞的增殖及干细胞再生的过程和特点。

5. 什么是干细胞增殖与分化的微环境？

第十四章　细　胞　工　程

1. 细胞融合有哪些技术和手段？融合细胞的筛选有哪些方法？

2. 简要说明几种基因转移的常用方法。

3. 表达单克隆抗体的杂交瘤细胞是如何获得的？

4. 举例说明细胞工程如何服务于人类健康？

5. 举例说明胚胎干细胞体外分化的诱导方法。

医学遗传学

第一章　遗传学与医学

一、名词解释

　医学遗传学　　遗传病

二、简答题

1. 遗传病与先天性疾病和家族性疾病有什么不同？

2. 医学遗传学的内容、任务和长远目标是什么？

3. 遗传因素起主导作用的疾病有哪几类？

第二章　遗传信息的结构与功能

一、名词解释

　基因组　　外显子　　内含子　　基因突变　　点突变　　转换　　颠换

　同义突变　　错义突变　　无义突变　　终止密码突变　　移码突变　　动态突变

二、选择题

1. DNA 分子中脱氧核糖核苷酸之间连接的化学键是：

　A. 离子键　　B. 氢键　　C. 磷酸二酯键　　D. 糖苷键　　E. 高能磷酸键

2. 真核生物结构基因的外显子与内含子接头处高度保守，内含子两端的结构特征为：

　A. 5'AG……GT3'　　　　B. 5'GT……AC3'　　　　C. 5'AG……CT3'

　D. 5'GT……AG3'　　　　E. 5'AC……GT3'

3. 基因表达时，遗传信息的流向和主要过程是：

　A. RNA→DNA→蛋白质　　B. hnRNA→mRNA→蛋白质

　C. DNA→tRNA→蛋白质　　D. DNA→mRNA→蛋白质

　E. 以上都不对

4. 哪种碱基不是 RNA 的成分：

　A. 腺嘌呤　　B. 鸟嘌呤　　C. 胞嘧啶　　D. 尿嘧啶　　E. 胸腺嘧啶

5. 遗传密码表中的遗传密码通常以哪种核酸分子的核苷酸三联体表示：

　A. DNA　　B. RNA　　C. tRNA　　D. mRNA　　E. rRNA

6. 断裂基因转录的正确过程是：

　A. 基因→mRNA

　B. 基因→hnRNA→剪接→mRNA

　C. 基因→hnRNA→戴帽和加尾→mRNA

D. 基因→前 mRNA→hnRNA→mRNA

E. 基因→前 mRNA→剪接、戴帽和加尾→mRNA

7. mRNA 的成熟过程应剪切掉：

    A. 侧翼序列　　　　　　　　　　B. 内含子对应序列

    C. 外显子对应序列　　　　　　　D. 前导序列

    E. 尾部序列

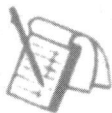

记　录

8. 在蛋白质的合成中，mRNA 的主要功能是：

    A. 串联核糖体　　　　　　B. 激活 tRNA　　　　　　C. 合成模板

    D. 识别氨基酸　　　　　　E. 延伸肽链

9. 下列碱基置换中，哪组属于转换：

    A. A、C 互换　　　　　　B. A、T 互换　　　　　　C. T、C 互换

    D. G、T 互换　　　　　　E. G、C 互换

10. 下列碱基置换中，哪组不属于颠换：

    A. A、C 互换　　　　　　B. A、T 互换　　　　　　C. T、C 互换

    D. G、T 互换　　　　　　E. G、C 互换

11. 基因中插入或丢失一或两个碱基会导致：

    A. 变化点所在密码子的改变　　B. 变化点以前的密码子改变

    C. 基因的全部密码子改变　　　D. 变化点及其以后的密码子改变

    E. 变化点前后的几个密码子改变

12. 某基因表达的多肽中，发现一个氨基酸异常，该基因突变的方式是：

    A. 移码突变　　　　　　　B. 整码突变　　　　　　C. 无义突变

    D. 同义突变　　　　　　　E. 错义突变

13. 下列哪种碱基不是 DNA 的成分：

    A. 腺嘌呤　　B. 鸟嘌呤　　C. 胞嘧啶　　D. 胸腺嘧啶　　E. 尿嘧啶

14. DNA 分子中碱基配对原则是指：

    A. A 配 T、G 配 C　　　　　　B. A 配 G、C 配 T

    C. A 配 U、G 配 C　　　　　　D. A 配 C、G 配 T

    E. A 配 T、C 配 U

15. RNA 分子中碱基配对规律是：

    A. A 配 T、G 配 C　　　　　　B. A 配 G、T 配 C

    C. A 配 U、G 配 C　　　　　　D. A 配 C、G 配 T

    E. A 配 T、C 配 U

16. 断裂基因中的插入序列是：

    A. 启动子　　B. 增强子　　C. 外显子　　D. 内含子　　E. 终止子

17. 储存遗传信息的分子是：

    A. DNA　　B. hnRNA　　C. mRNA　　D. tRNA　　E. rRNA

18．运转氨基酸的分子是：

    A．DNA   B．hnRNA   C．mRNA   D．tRNA   E．rRNA

19．真核生物的 DNA 复制主要发生在：

    A．细胞质   B．细胞核   C．核仁   D．溶酶体   E．细胞膜

20．染色体和染色质是：

    A．不同物质在细胞周期中不同时期的表现形式

    B．不同物质在细胞周期中同一时期的表现形式

    C．同一物质在细胞周期中同一时期的不同表现形式

    D．同一物质在细胞周期中不同时期的两种不同存在形式

    E．以上都不是

21．常染色质是指间期细胞核中：

    A．螺旋化程度高，具有转录活性的染色质

    B．螺旋化程度高，无转录活性的染色质

    C．螺旋化程度低，具有转录活性的染色质

    D．螺旋化程度低，无转录活性的染色质

    E．螺旋化程度低，很少有转录活性的染色质

22．真核细胞染色质和染色体的化学组成为：

    A．RNA、非组蛋白   B．RNA、组蛋白

    C．DNA、组蛋白   D．DNA、非组蛋白

    E．DNA、RNA、组蛋白和非组蛋白

23．组成核小体的主要化学组成是：

    A．DNA、组蛋白   B．RNA、组蛋白   C．DNA、非组蛋白

    D．RNA、非组蛋白   E．以上都不是

24．DNA 的半保留复制发生于：

    A．前期   B．间期   C．中期   D．后期   E．末期

25．有丝分裂和减数分裂的相同点是：

    A．都有同源染色体联会   B．都有同源染色体分离

    C．都有 DNA 复制   D．都可出现同源染色体之间的交叉

    E．细胞中的染色体数目不变

26．生殖细胞发生过程中染色体数目减半发生在：

    A．增殖期   B．生长期

    C．第一次成熟分裂期   D．第二次成熟分裂期

    E．变形期

27．下列人类细胞中哪种细胞是 23 条染色体：

    A．精原细胞   B．初级卵母细胞   C．体细胞

    D．卵细胞   E．初级精母细胞

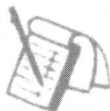

28. 同源染色体分离和非同源染色体自由组合：

    A. 同时发生于减数分裂后期 I 和后期 II

    B. 同时发生于减数分裂后期 I

    C. 同时发生于减数分裂后期 II

    D. 分离发生于减数分裂后期 I，自由组合发生于减数分裂后期 II

    E. 分离发生于减数分裂后期 I，自由组合发生于减数分裂后期 I 和后期 II

29. 减数分裂前期 I 的顺序是：

    A. 细线期→粗线期→偶线期→双线期→终变期

    B. 细线期→粗线期→双线期→偶线期→终变期

    C. 细线期→偶线期→双线期→粗线期→终变期

    D. 细线期→偶线期→粗线期→双线期→终变期

    E. 细线期→双线期→偶线期→粗线期→终变期

30. 某 mRNA 的核苷酸序列为 5´– AAAUUUCCC –3´，其中在 DNA 上的编码链是：

    A. 5´– AAAUUUCCC –3´   B. 5´– AAATTTCCC –3´

    C. 5´– GGGTTTAAA –3´   D. 5´– TTTAAAGGG –3´

    E. 5´– GGGAAATTT –3´

31. 在真核生物配子中全部染色体上所包含的全部基因称为一个：

    A. 染色体组   B. 染色体组型   C. 基因组   D. 单倍体   E. 二倍体

32. 减数分裂过程中两条姐妹染色单体分离分别向两极移动，发生在：

    A. 前期 I   B. 中期 I   C. 后期 I   D. 中期 II   E. 后期 II

33. 某 mRNA 的核苷酸序列为 5´– AAAUUUCCC –3´，其中在 DNA 上的模板链是：

    A. 5´– AAAUUUCCC –3´   B. 5´– AAATTTCCC –3´

    C. 5´– GGGTTTAAA –3´   D. 5´– TTTAAAGGG –3´

    E. 5´– GGGAAATTT –3´

三、简答题

1. 简述 DNA 双螺旋结构的特点。

2. 简述人类结构基因的特点。

3. 试述基因有哪些生物学功能？

4. 简述转录、翻译的概念及其基本过程和特点。

5. 简述基因突变的类型和特点。

第三章　人类染色体和染色体病

一、名词解释

染色体畸变	嵌合体	缺失	倒位
罗伯逊易位	单体型	染色体病	

二、选择题

1. 近端着丝粒染色体之间通过着丝粒融合而形成的易位称为：

    A. 单向易位   B. 串联易位   C. 罗伯逊易位

    D. 复杂易位   E. 不平衡易位

2. 四倍体的形成可能是：

    A. 双雄受精   B. 双雌受精   C. 核内复制

    D. 不等交换   E. 以上都不是

3. 46，XY，t（2；5）（q21；q31）表示：

    A. 女性 – 丢失   B. 男性 – 易位   C. 男性 – 等臂染色体

    D. 女性 – 易位   E. 男性 – 丢失

4. 某体细胞染色体数多了一条，称为：

    A. 单倍体   B. 三倍体   C. 三体型   D. 单体型   E. 亚二倍体

5. 某体细胞染色体数少了一条，称为：

    A. 亚二倍体   B. 单倍体   C. 三倍体   D. 三体型   E. 超二倍体

6. 某个体具有三种核型的细胞，称为：

    A. 多倍体   B. 三倍体   C. 三体型   D. 嵌合体   E. 非整倍体

7. 染色体发生数目异常的可能原因是：

    A. 断裂和倒位   B. 不分离和倒位   C. 易位和不分离

    D. 不分离和丢失   E. 断裂和丢失

8. 某个体体细胞数目为 $2n+1$，称为：

    A. 亚二倍体   B. 三倍体   C. 三体型   D. 单倍体   E. 嵌合体

9. 某个体体细胞核型是46，XX/47，XX +21，称为：

    A. 常染色体结构异常的嵌合体   B. 性染色体结构异常的嵌合体

    C. 常染色体数目异常的合体   D. 性染色体数目异常的嵌合体

    E. 以上都不是

10. 14/21 易位携带者与正常人婚配后生一男孩，为先天愚型的概率是：

    A. 1   B. 1/2   C. 1/3   D. 1/4   E. 3/4

11. 下列那种疾病应进行染色体检查：

    A. 先天愚型   B. 苯丙酮尿症   C. 白化病

    D. 地中海贫血   E. 先天性聋哑

12. 三种核型的嵌合体最可能由下列哪种原因造成：

    A. 减数分裂Ⅰ不分离   B. 减数分裂Ⅱ不分离

    C. 合子第一次卵裂不分离   D. 合子第二次卵裂不分离

    E. 合子第一次卵裂时染色体丢失

13. 染色体结构畸变的原因是：

    A. 姐妹染色体互换   B. 核内复制   C. 染色体断裂

D. 不分离　　　　　　　　E. 染色体丢失

14. 染色体非整倍性改变的机制可能是：

　　A. 断裂　　　B. 易位　　　C. 倒位　　　D. 不分离　　　E. 核内复制

15. 人 X 染色体根据形态大小应归于：

　　A. G 组　　　B. F 组　　　C. E 组　　　D. D 组　　　E. C 组

16. 某人的肿瘤染色体为 50 条，称为：

　　A. 二倍体　　　　　　　　B. 亚二倍体　　　　　　　　C. 多倍体

　　D. 亚三倍体　　　　　　　E. 超二倍体

17. 减数分裂 Ⅱ 时不分离，可形成几种类型的生殖细胞：

　　A. 1 种　　　B. 2 种　　　C. 3 种　　　D. 4 种　　　E. 5 种

18. 某人口腔上皮细胞中可观察到 2 个 X 小体，该个体具有的 X 染色体数为：

　　A. 1　　　B. 2　　　C. 3　　　D. 4　　　E. 5

19. 先天性睾丸发育不全综合症的核型多为：

　　A. 45，XO　　　　　　　　B. 47，XXY　　　　　　　　C. 47，XYY

　　D. 47，XXX　　　　　　　E. 46，XX/46XY

20. 一条染色体断裂后，断片未能与断端重接，称为：

　　A. 缺失　　　B. 倒位　　　C. 易位　　　D. 插入　　　E. 重复

三、简答题

1. 简述染色体畸变的类型和机制。

2. 写出先天愚型、先天性睾丸发育不全、先天性卵巢发育不全的核型。

3. 什么是 Fra – X 综合征？其主要临床表现有哪些？

4. 染色体平衡易位携带者为什么会发生习惯性流产？

5. 一对外表正常的夫妇，因习惯性流产而检查了染色体，男方正常，女方为 45，XX，– 14，– 21，+ t（14；21）（qter→q11：：qter→q11）。试问：

　　（1）女性核型有何异常？

　　（2）说明其习惯性流产的原因。

　　（3）生育正常孩子的概率有多大？

第四章　单基因遗传病

一、名词解释

　　系谱　　先证者　　不完全显性　　延迟显性　　交叉遗传　　遗传异质性

二、选择题

1. Yy 和 Rr 位与二对染色体上，一个体为 YyRr 基因型，他产生的配子类型是：

　　A. Yy，Rr　　　　　　　　B. Y，y，Rr　　　　　　　　C. YR，yr

　　D. YR，Yr，yR，yr　　　　E. YR，Yr，rR，Rr

2. AABb × Aabb 婚配，后代不该有的基因型是：

    A. AABb   B. AaBb   C. Aabb   D. Aabb   E. AaBB

3. 下列哪一条不符合 AR 遗传方式：

    A. 男女发病机会均等   B. 系谱有隔代现象

    C. 患者的双亲为携带者   D. 同胞患病率约为 1/4

    E. 近亲婚配与随即机婚配患病率相等

4. 白化病基因（AR）群体携带者频率为 1/70，一对随机婚配的夫妇生育白化病患儿的几率是：

    A. 1/4   B. 1/140   C. 1/280   D. 1/420   E. 1/840

5. 表型正常的一对夫妇，生一白化病患儿，该夫妇的基因型是：

    A. Aa – Aa   B. AA – Aa   C. aa – Aa   D. aa – AA   E. AA – AA

6. 不规则显性是指：

    A. 隐性致病基因在杂合子时不表现   B. 杂合子的表现介于 AA 和 aa 之间

    C. 致病基因突变成正常基因   D. 致病基因丢失

    E. 因环境和遗传背景的作用，显性基因作用未外显

7. 杂合子的二个基因的作用都完全得以表现的称为：

    A. AR   B. AD   C. 不完全显性   D. 共显性   E. 延迟显性

8. 一对夫妇均为 B 型血，生一 O 型血的儿子，再生孩子的血型可能是：

    A. 100% B 型   B. 100% O 型

    C. 3/4 B 型；1/4O 型   D. 3/4 O 型；1/4 B 型

    E. 1/2 B 型；1/2 O 型

9. 下列哪一条不符合 X 连锁遗传方式：

    A. 系谱中常只有男患者   B. 女儿有病，父亲一定有病

    C. 双亲无病时，子女均不会患病   D. 有交叉遗传现象

    E. 双亲正常时，仅儿子患病

10. 母亲是红绿色盲（XR）患者，父亲正常，如生四个男孩，可有几个为红绿色盲（XR）患者：

    A. 0   B. 1   C. 2   D. 3   E. 4

11. 某男孩是红绿色盲（XR）患者，其双亲、祖父母和外祖父母均无病，他的色盲基因是如何传递的：

    A. 外祖父→母亲→男孩   B. 外祖母→母亲→男孩

    C. 祖父→父亲→男孩   D. 祖母→父亲→男孩

    E. 以上都不是

12. 丈夫是红绿色盲（XR）患者，妻子正常，妻子的父亲是红绿色盲患者，该夫妇生红绿色盲孩子的概率是：

    A. 0   B. 1/4   C. 1/2   D. 3/4   E. 1

13. 某男性是血友病 A（XR）患者，其父母和祖父母均无病，他亲属中不可能患血友病 A 的人是：

    A. 外祖父和舅父   B. 姨表兄弟   C. 姑母

    D. 同胞兄弟   E. 外甥

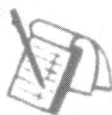

14. 舞蹈症为 AD，外显率 90%，如杂合子患者和正常人婚配，后代为患者的概率是：

    A. 50%   B. 45%   C. 75%   D. 25%   E. 100%

15. 一对正常夫妇，生一正常女孩和一高度近视（AR）的男孩，正常女孩是携带者的概率是：

    A. 1   B. 1/4   C. 3/4   D. 2/3   E. 1/2

16. 一对正常的夫妇，生一正常男孩和一高度近视（AR）的女孩，再生孩子是患者的概率为：

    A. 1   B. 1/4   C. 3/4   D. 2/3   E. 1/2

17. 一对正常夫妇，生一正常男孩和一高度近视（AR）女孩，若再生二个孩子，同是患者的概率：

    A. 1   B. 1/4   C. 3/4   D. 2/3   E. 1/16

18. 一对 A 型血夫妇的基因型为 $I^A i$，其后代的血型是：

    A. A 型或 O 型   B. A 型   C. O 型   D. AB 型   E. A 型或 B 型

19. 丈夫是杂合并指（AD）患者，妻子正常，已生一并指的男孩，如再生三个男孩，且全部为并指的概率是：

    A. 100%   B. 1/4   C. 3/4   D. 2/3   E. 1/8

20. 短指为 AD 遗传，杂合患者（Aa）与正常人婚配，每生一个孩子为患者的概率是：

    A. 1/2   B. 1/4   C. 3/4   D. 2/3   E. 1/8

三、问答题

1. 单基因病可分为哪些遗传方式？简述 AD、AR、XD、XR 的系谱特点。

2. 单基因遗传病分析时应注意哪些问题？

3. 在同一医院里同一天有四个婴儿出生，其血型分别是 O、A、B 和 AB，该四个婴儿的双亲的血型分别是 O 与 O、AB 与 O、A 与 B 和 B 与 B。请判断这四个婴儿各自的双亲（可用图解的方式解释）。

4. 从遗传学角度解释下列情况：①双亲均聋哑，但后代均正常；②双亲均正常，但后代出现聋哑；③双亲均聋哑，后代亦全部聋哑。

5. 一个色觉正常女性，可以有一个色盲的父亲吗？可能有色盲的母亲吗？一个色盲的女儿，可以有一个色觉正常的父亲吗？能有色觉正常的母亲吗？母亲是色盲，儿子也一定是色盲吗？女儿是色盲，父亲一定是色盲吗？

6. 下面是一个不完全外显的系谱，外显率 80%，试计算 II1 和 II2 再生子代 III2 的发病风险。

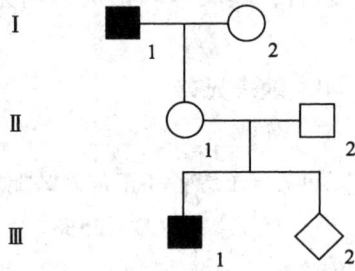

第五章　多基因遗传病

一、名词解释

数量性状　　多基因遗传　　微效基因　　易患性　　发病阈值
遗传度

二、选择题

1. 在多基因遗传中，两极端个体婚配，其子 1 代：

    A. 都是中间类型

    B. 有少量极端变异个体出现

    C. 其子 1 代变异广泛

    D. 大都是中间类型，但存在一定范围的变异

    E. 因基因的自由组合，存在一定范围的变异

2. 下列哪种是多基因病：

    A. 先天性睾丸发育不全症　　B. 肌营养不良症

    C. 血友病　　　　　　　　　D. 精神分裂症

    E. 遗传性肾炎

3. 应用 Edward 公式估计多基因遗传病的再现风险时，要求群体发病率和遗传率分别为：

    A. 1/1 000；40%　　　　　　B. 1/4；50%

    C. 1/10 000；60%　　　　　 D. 1% ~ 10%；65%

    E. 0.1% ~ 1%；70% ~ 80%

4. 多基因遗传病发病风险与以下因素有关：

    A. 家庭中患者的多少，致病基因是显性还是隐性

    B. 遗传与环境因素，性连锁与否

    C. 亲属级别，家庭中患者多少，严重程度，遗传度

    D. 遗传度、基因性质，亲属级别

    E. 性别、环境因素、致病基因性质

5. 群体易患性平均值距阈值较远时：

    A. 发病阈值低　　B. 群体易患性平均值高　　C. 发病风险高

D. 遗传率高　　　E. 群体群体发病率低

6. 在多基因遗传病中，发病率如有性别差异时，则发病率高的性别：

　　A. 发病阈值低　　　B. 群体易患性平均值高　　　C. 发病风险高

　　D. 遗传率高　　　E. 群体群体发病率低

7. 当一种多基因遗传病的发病率男性高于女性时，女患者的后代：

　　A. 发病阈值低　　　B. 群体易患性平均值高　　　C. 发病风险高

　　D. 遗传率高　　　E. 群体群体发病率低

8. 唇裂的遗传率为 76%，群体发病率为 0.17%，其一级亲属的复发风险约为：

　　A. 1.7%　　B. 0.17%　　C. 0.4%　　D. 4%　　E. 40%

9. 在一定条件下，多基因遗传病的阈值代表：

　　A. 发病所需的最少致病基因数　　　B. 遗传率的高低

　　C. 环境因素所起作用的大小　　　D. 易患性大小

　　E. 发病人数多少

10. 多基因遗传病中，遗传率代表：

　　A. 易患性大小　　　B. 发病人数多少

　　C. 发病阈值高低　　　D. 遗传因素所起作用的大小

　　E. 遗传病的严重程度

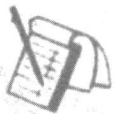

第六章　群体遗传

一、名词解释

群体　　　基因频率　　　基因型频率　　　遗传平衡律

近亲婚配　　　近婚系数　　　遗传漂变

二、选择题

1. 孟德尔群体是指：

　　A. 一定空间范围内能相互交配且产生正常后代的同种个体

　　B. 一定空间范围内所有物种

　　C. 一定空间范围内能相互交配的同种个体

　　D. 一定空间范围内能相互交配的所有物种

　　E. 以上都不对

2. 基因库是指：

　　A. 一个生物体的全部遗传物质　　　B. 一孟德尔群体的全部遗传物质

　　C. 所有同种个体的全部遗传物质　　　D. 一个细胞的全部遗传物质

　　E. 一定空间范围内所有物种的全部遗传物质

3. 一个配子所含的全部遗传物质称为：

　　A. 基因组　　　B. 基因库　　　C. 基因文库

　　D. 基因型频率　　　E. 基因频率

4. 遗传平衡定律可应用于：

   A. AD 遗传   B. AR 遗传   C. X－连锁遗传

   D. A＋B   E. A＋B＋C

5. 遗传上不平衡的大群体，需随机婚配几代才达到平衡：

   A. 1 代   B. 2 代   C. 3 代   D. 4 代   E. 无数代

6. 下列哪项不会改变基因的频率：

   A. 群体内个体大量外迁   B. 选择完全放松

   C. 适合度下降   D. 选型婚配

   E. 随机婚配

7. 下列不影响遗传平衡的因素是：

   A. 群体的大小   B. 个体寿命的长短   C. 个体大量外迁

   D. 选型婚配   E. 选择增强

8. 决定一个群体适合度的最终因素是：

   A. 群体大小   B. 寿命长短   C. 生育能力

   D. 生存能力   E. 性别比例

9. 因医疗水平的提高，某些显性遗传病患者能和正常人一样生存和生育，其结果是显性遗传病的发病率：

   A. 无变化   B. 升高   C. 降低   D. 快速升高   E. 快速降低

10. 遗传漂变是指：

   A. 基因频率的增加   B. 基因频率的降低

   C. A→a 或 a→A   D. 基因频率在小群体的随机增减

   E. 个体的迁移

11. 遗传群体保持不变的是：

   A. 基因频率   B. 基因型频率   C. 群体的大小

   D. 适合度   E. A＋B

12. 表示遗传负荷的方式通常用：

   A. 群体内有害基因的数量   B. 一个个体携带有害基因的数量

   C. 群体内有害基因的总数   D. 群体内平均每个个体携带有害基因的数量

   E. 群体内有害基因频率

13. 选择放松可使显性和隐性致病基因的频率：

   A. 同样的速度↑

   B. 同样的速度↓

   C. 显性致病基因快速↑，隐性致病基因↑速度慢

   D. 显性致病基因快速↓，隐性致病基因快速↑

   E. 两者均无变化

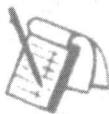

14. 选择放松可使显性致病基因的频率：

    A. 快速↑　　　B. 快速↓　　　C. 不变　　　D. 缓慢↓　　　E. 缓慢↑

15. 选择放松可使隐性致病基因：

    A. 快速↑　　　B. 快速↓　　　C. 不变　　　D. 缓慢↓　　　E. 缓慢↑

16. 能够降低致病基因的频率是：

    A. 自然选择　　B. 突变　　　C. 选择和突变

    D. 随机婚配　　E. 随机漂变

17. 舅与外甥女的常染色体基因的近婚系数是：

    A. 0　　　　B. 1/8　　　　C. 1/16　　　D. 3/16　　　E. 1/64

18. 舅表兄妹的常染色体基因的近婚系数是：

    A. 0　　　　B. 1/8　　　　C. 1/16　　　D. 3/16　　　E. 1/64

19. 舅表兄妹的 X – 染色体基因的近婚系数是：

    A. 0　　　　B. 1/8　　　　C. 1/16　　　D. 3/16　　　E. 1/64

20. 舅与外甥女的 X – 染色体基因的近婚系数是：

    A. 0　　　　B. 1/8　　　　C. 1/16　　　D. 3/16　　　E. 1/64

21. 选择对显性致病基因不利时，被淘汰个体为：

    A. AA　　　B. Aa　　　　C. aa　　　　D. AA + Aa　　E. aa + Aa

22. 选择对隐性致病基因不利时，被淘汰个体为：

    A. AA　　　B. Aa　　　　C. aa　　　　D. AA + Aa　　E. aa + Aa

23. 选择对隐性致病基因不利时，适合度为 1 的个体是：

    A. AA　　　B. Aa　　　　C. aa　　　　D. AA + Aa　　E. aa + Aa

24. 选择对显性致病基因不利时，适合度为 1 的个体是：

    A. AA　　　B. Aa　　　　C. aa　　　　D. AA + Aa　　E. aa + Aa

25. 从遗传学角度，个体与舅母之间属于：

    A. 一级亲属　　B. 二级亲属　　C. 三级亲属　　D. 四级亲属　　E. 都不是

26. 某个体与姨表妹之间属于：

    A. 一级亲属　　B. 二级亲属　　C. 三级亲属　　D. 四级亲属　　E. 都不是

27. 某群体 10000 人，M 血型 3600 人，N 血型 1600 人，MN 血型 4800 人，该群体是：

    A. 非平衡群体　B. 平衡群体　　C. χ^2 检验后才可判定

    D. 无法判定　　E. 以上都不对

28. AR 遗传病中，近亲婚配后代发病风险增高的倍数与致病基因频率 q 的关系：

    A. q 越小，提高的倍数越多　　　B. q 越大，提高的倍数越多

    C. 提高的倍数与 q 无关　　　　　D. 无论 q 大小，提高的倍数不变

    E. 以上都不对

29. 某群体内，AA 为 64%，Aa 为 32%，aa 为 4%，则 A 基因的频率是：

    A. 0.64   B. 0.16   C. 0.90   D. 0.80   E. 0.36

30. 先天性聋哑（AR）的群体发病率为 0.0004，其携带者频率则为：

    A. 0.01   B. 0.02   C. 0.0002   D. 0.04   E. 0.1

三、问答题

1. 什么是遗传平衡定律？影响群体遗传结构的因素有哪些？

2. 计算 X 染色体基因近婚系数时应注意哪些问题？

3. 一个大群体中，存在 AA、Aa、aa 三种基因型，它们的频率分别为 AA = 0.1、Aa = 0.6、aa = 0.3。请计算出：

    （1）基因 A 和 a 的频率是多少？

    （2）随机婚配一代后，基因 A 和 a 的频率和基因型频率是多少？

4. 白人中，基因 M 频率为 0.54，N 为 0.46。在澳大利亚人群中，基因 M 频率为 0.18，N 为 0.82。假如有白人男性和澳大利亚人女性婚配的 1000 个后代，试问：

    （1）M 型、N 型和 MN 型各有多少人？

    （2）后代基因 M 和 N 的频率是多少？

第七章　生化遗传病

一、名词解释

    分子病   遗传性酶病   基因簇

    α°地贫 α^{+}地贫 β°地贫 β^{+}地贫

二、选择题

1. 人类珠蛋白基因共有：

    A. 3个   B. 4个   C. 5个   D. 6个   E. 7个

2. HbS 的分子组成为：

    A. $\alpha_2\beta^{26谷\to赖}$ B. $\alpha_2\beta^{226谷\to赖}$ C. $\alpha_2\beta^{226谷\to缬}$

    D. $\alpha_2\beta^{26谷\to缬}$ E. $\alpha_2\beta^{6谷\to缬}$

3. 静止型 α 地贫患者间婚配后，生轻型 α 地贫患者的概率是：

    A. 1   B. 1/2   C. 1/4   D. 1/8   E. 0

4. 正常人与重型 β 地贫患者婚配后，生轻型 β 地贫患者的概率是：

    A. 1   B. 1/2   C. 1/4   D. 1/8   E. 0

5. 编码密码突变为终止密码称为：

    A. 移码突变   B. 错义突变   C. 无义突变

    D. 码突变   E. 终止密码突变

6. 白化病患者体内缺少的是：

    A. 苯丙氨酸羟化酶   B. 半乳糖激酶   C. 酪氨酸酶

    D. 精氨酸酶   E. G-6-PD 酶

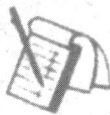

7. 苯丙酮尿症患者体内哪种物质异常增高：

    A. 苯丙氨酸羟化酶   B. 半乳糖激酶   C. 酪氨酸酶

    D. 精氨酸酶   E. 苯丙酮酸

8. 成人 HbA 的分子组成是：

    A. $\alpha_2\beta_2$ B. $\alpha_2\gamma_2$ C. $\alpha_2\varepsilon_2$ D. $\alpha_2\delta_2$ E. $\zeta_2\varepsilon_2$

9. 胎儿 HbF 的主要分子组成是：

    A. $\alpha_2\beta_2$ B. $\alpha_2\gamma_2$ C. $\alpha_2\varepsilon_2$ D. $\alpha_2\delta_2$ E. $\zeta_2\varepsilon_2$

10. 下列哪个珠蛋白基因不能表达正常的珠蛋白：

    A. α B. γ C. ε D. δ E. $\psi\beta$

11. Hb Bart's 胎儿缺失的 α 珠蛋白基因数目为：

    A. 0   B. 1   C. 2   D. 3   E. 4

12. 胎儿血红蛋白以下列哪一种为主：

    A. HbA2   B. HbA   C. HbF

    D. Hb – Portland   E. Hb Gower1

13. 静止型 α 地中海贫血患者缺失的 α 珠蛋白基因数目为：

    A. 0   B. 1   C. 2   D. 3   E. 4

14. 基因型为 β^0/β^+ 表现为：

    A. 重型 β 地中海贫血   B. 中间型 β 地中海贫血   C. 轻型 β 地中海贫血

    D. 静止型 β 地中海贫血   E. 正常

15. 基因型为 β^+（高 F）/β^+（高 F）表现为：

    A. 重型 β 地中海贫血   B. 中间型 β 地中海贫血   C. 轻型 β 地中海贫血

    D. 静止型 β 地中海贫血   E. 正常

16. 糖原累积病 I 型是患者体内缺少：

    A. 半乳糖 – 1 – 磷酸尿苷转移酶   B. 葡萄糖 – 6 – 磷酸酶

    C. 葡萄糖 – 6 – 磷酸脱氢酶   D. 苯丙氨酸羟化酶

    E. 酪氨酸酶

17. 苯丙酮尿症患者的发病机制是苯丙氨酸羟化酶缺乏导致：

    A. 代谢终产物缺乏   B. 代谢中间产物累积

    C. 代谢底物累积   D. 代谢产物增加

    E. 代谢副产物累积

18. 半乳糖血症与哪种代谢异常有关：

    A. 代谢终产物缺乏   B. 代谢中间产物累积

    C. 代谢底物累积   D. 代谢产物增加

    E. 代谢副产物累积

19. 糖原储积症与哪种代谢异常有关：

    A. 代谢终产物缺乏   B. 代谢中间产物累积

记 录

C. 代谢底物累积   D. 代谢产物增加

E. 代谢副产物累积

20. 人类 α 珠蛋白基因簇定位于：

A. 11p13   B. 11p15   C. 11q15   D. 16q15   E. 16p13

三、问答题

1. 从分子遗传学角度说明异常血红蛋白病、α 地中海贫血、β 地中海贫血发生的分子机制及特点。

2. 先天性代谢病是由于遗传性酶缺乏引起代谢紊乱导致的疾病，代谢紊乱主要表现为以下几个方面：

（1）代谢终产物缺乏   （2）代谢中间产物堆积

（3）代谢底物堆积   （4）代谢途径转向旁路，引起副产物堆积

各举一先天性代谢病为例说明其发病机制。

第八章　线粒体遗传病

一、名词解释

遗传瓶颈　　纯质性　　杂质性　　线粒体遗传病

二、选择题

1. 有性生殖中受精方式的限制决定了线粒体遗传属于：

A. AD   B. AR   C. XD   D. XR   E. 母系遗传

2. 卵母细胞成熟时，线粒体数目由 10 万个锐减到 10～100 个的过程称：

A. 点突变   B. 线粒体数目减少   C. 遗传瓶颈

D. 阈值效应   E. 异质性

3. 一个细胞、组织或个体具有野生型或突变型相同的线粒体基因组称为：

A. 纯合子   B. 杂合子   C. 纯质   D. 杂质   E. 以上都不对

4. mtDNA 的突变率比核 DNA 高：

A. 10 倍   B. 20 倍   C. 30 倍   D. 100 倍   E. 10～20 倍

5. mtDNA 的突变引发的临床特征主要为：

A. 肌病和心肌病   B. 脑病   C. 骨骼异常   D. 皮肤松弛   E. A + B

6. 核 DNA 突变引发的线粒体疾病呈：

A. 母系遗传   B. 单基因遗传   C. 多基因遗传

D. 性连锁遗传   E. 以上都不对

7. 线粒体 H 链编码几种 tRNA：

A. 11   B. 14   C. 17   D. 19   E. 20

8. 线粒体 DNA 的双链碱基组成情况是：

A. H 链 G 含量较多，L 链 C 含量较多

B. H 链 C 含量较多，L 链 G 含量较多

C. H 链与 L 链 G 含量相同，C 含量不同

D. H 链与 L 链 C 含量相同，G 含量不同

E. 以上都不对

三、问答题

1. 从分子水平阐述线粒体的半自主性。

2. 简述线粒体遗传的特点。

3. 常见的线粒体遗传病有哪几种？他们有什么共同特征？

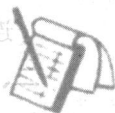

第九章　药物反应的遗传基础

一、名词解释

药物遗传学　　药物基因组学

二、选择题

1. G6PD 缺乏患者可放心服用的是：

　　A. 伯胺喹啉　　　B. 磺胺类　　　C. 阿司匹林　　　D. 蚕豆　　　E. 黄豆

2. G6PD 缺乏症的遗传方式为：

　　A. AD　　　　　B. AR　　　　　C. XD　　　　　D. XR　　　　　E. Y − 连锁

3. 异烟肼慢灭活者的基因型为：

　　A. RR　　　　　B. Rr　　　　　C. rr　　　　　D. A + B　　　　　E. B + C

4. 吸烟者易患肿瘤是由于 AHH 酶的：

　　A. 缺乏　　　　　B. 积累　　　　　C. 高诱导性　　　　D. 低诱导性　　　E. 失活

5. G6PD 基因定位于：

　　A. Xq28　　　　B. Xq26　　　　C. 6p31　　　　D. 1p36　　　E. Xp28

6. 药物反应的个体差异主要由：

　　A. 遗传决定　　　B. 环境决定　　　C. 遗传和环境决定

　　D. 性别决定　　　E. 年龄决定

7. G − 6 − PD 缺乏或活性过低时，可导致：

　　A. 还原性谷胱甘肽缺乏　　　　　　B. G − 6 − PD 脱氢酶缺乏

　　C. 细胞色素 P450 缺乏　　　　　　D. 磺基转移酶缺乏

　　E. 酒精脱氢酶缺乏

8. 异烟肼慢灭活是因为缺乏哪种酶所致：

　　A. 乙酰化酶　　　B. G − 6 − PD　　　C. 乙醛脱氢酶

　　D. 芳烃羟化酶　　　E. 酒精脱氢酶

三、简答题

1. 人群中存在乙酰基转移酶的不同类型，怎样才能提高药物的疗效，减轻副作用的发生？

2. 简述 G − 6 − PD 缺乏症患者的发病机制。

第十章　免　疫　遗　传

一、名词解释

连锁不平衡　　　　　　相对风险（RR）　　　　　　组织不相容性

二、选择题

1. ABO 血型系统的基本血液类型有：

　　A. 2 种　　　　　　B. 3 种　　　　　　C. 4 种　　　　　　D. 5 种　　　　　　E. 6 种

2. 哪种血型的母亲易发生 ABO 血型不亲合性的新生儿溶血症：

　　A. A 型　　　　　　B. B 型　　　　　　C. AB 型　　　　　　D. O 型　　　　　　E. 无差别

3. 控制 ABO 血型系统的基因有：

　　A. 2 个　　　　　　B. 3 个　　　　　　C. 4 个　　　　　　D. 5 个　　　　　　E. 多个

4. 编码 rh 抗原的基因位于：

　　A. 1p34.3 – p36　　B. 1p34.3　　　　　C. 1p36　　　　　　D. 1q34.1　　　　　E. 1q36

5. 与 HLAB27 相关联的疾病是：

　　A. 亚急性甲状腺炎　　　　　B. 强直性脊柱炎　　　　　C. 类风湿性关节炎

　　D. 乳糜泻　　　　　E. 银屑病

6. 母胎血型不和主要有：

　　A. ABO 和 Rh　　　B. ABO 和 MN　　　C. Rh 和 MN　　　D. ABO 和 Xg　　　E. Rh 和 Xg

三、简答题

1. Rh 血型不合引起的新生儿溶血症发病机制如何？

2. 何为 ABO 血型中的分泌型？

3. 简述 ABO 血型系统的遗传基础。

4. ABO 血型不合引起的新生儿溶血症发病机制如何？

5. 举出几种与 HLA 关联的疾病。

第十一章　肿　瘤　遗　传

一、名词解释

癌家族　　　家族性癌　　　特异性标记染色体

癌基因　　　原癌基因　　　肿瘤抑制基因

二、选择题

1. 以体细胞染色体断裂为主要表现，具有不同程度的易患肿瘤倾向的综合征统称为：

　　A. AD　　　B. AR　　　C. XR　　　D. 染色体不稳定综合征　　　E. 染色体畸变综合征

2. Wilms 瘤是累及儿童肾脏的一种肿瘤，WT1 基因：

　　A. 高度表达　　　B. 中度表达　　　　C. 轻度表达　　　　D. 缺失　　　E. 失活

3. 引起视网膜母细胞瘤发生的 RB 基因是：

　　A. 癌基因　　　　　　　B. 抑癌基因　　　　　　　C. 肿瘤转移基因

D. 肿瘤转移抑制基因　　E. 调控基因

4. 能在肿瘤细胞中稳定遗传的染色体称：

　　A. 重复染色体　　　　　B. 断裂染色体　　　　　　C. 畸变染色体

　　D. 标记染色体　　　　　E. 非特异性染色体

5. 95% 的白血病细胞携带有：

　　A. ph_1 染色体　　B. 标记染色体　　C. t (8；14)　　D. 22q −　　E. 14q$^+$

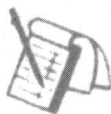

记　录

6. 能使细胞癌变的 DNA 片段称为：

　　A. 癌基因　　　　　B. 抗癌基因　　　　C. 促癌基因

　　D. 原癌基因　　　　E. 癌激活基因

7. 细胞癌基因按照其功能的不同可分为：

　　A. 2 大类　　　　　B. 3 大类　　　　　C. 4 大类　　　　　D. 5 大类　　　　　E. 6 大类

8. 逆转录病毒基因组中引发肿瘤的序列称：

　　A. 癌基因　　　B. 抗癌基因　　　C. 促癌基因　　D. 原癌基因　　　E. 病毒癌基因

9. 激活的癌基因通过复制其大量拷贝而引发细胞癌变的方式称：

　　A. 点突变　　　B. 启动子插入　　C. 基因扩增　　D. 染色体重排　　E. 基因复制

10. Knudson 假说认为恶性肿瘤的形成需体细胞的：

　　A. 基因突变　　B. 染色体重排　　C. 基因扩增　　D. 二次突变　　E. 多次突变

三、简答题

1. 什么是肿瘤的遗传易感性？

2. 肿瘤的染色体改变包括哪几类？染色体异常在肿瘤发生中的作用是什么？

3. 细胞癌基因是如何被激活的？

4. Rb 基因是一种抑癌基因，以 Rb 为例说明二次突变学说。

5. 什么是肿瘤发生的多步论？这与二次突变论是否矛盾？

第十二章　临床遗传

一、名词解释

基因诊断　　产前诊断　　遗传携带者　　遗传咨询　　复发风险

二、选择题

1. 下列哪种疾病检查性染色质可辅助诊断：

　　A. 45，X　　B. 47，+21　　C. 47，+18　　D. 47，+13　　E. PKU

2. PKU 诊断的首选方法为：

　　A. 染色体检查　　　B. 性染色质检查　　　C. 生化检查

　　D. 系谱分析　　　　E. 基因诊断

3. 下列哪项不是染色体检查的适应证：

　　A. 夫妇生育过染色体异常儿　　　　　B. 夫妇之一为平衡易位携带者

　　C. 年龄大于 35 岁的孕妇　　　　　　D. 原发性闭经

E. 夫妇之一是单基因病患者

4. 对孕妇和胎儿损伤最小的产前诊断方法是：

    A. 羊膜穿刺术　　　　B. 绒毛吸取术　　　　C. 胎儿镜检查

    D. B 超　　　　　　　E. X 线

5. 下列哪种病应进行染色体检查：

    A. 先天愚型　　B. 地贫　　C. PKU　　D. 白化病　　E. 并指

6. 羊膜穿刺术实施的最佳时间为：

    A. 孕 7～9 周　　　　B. 孕 8～16 周　　　　C. 孕 16～18 周

    D. 孕 20 周　　　　　E. 以上都不对

7. 目前对人类实施的研究性基因治疗主要为：

    A. 基因替换　　　　　　　　　　B. 基因修复

    C. 体细胞基因补充　　　　　　　D. 生殖细胞基因补充

    E. 基因激活

8. 绒毛吸取术实施的最佳时间为：

    A. 孕 7～9 周　　　　B. 孕 8～16 周　　　　C. 孕 16～18 周

    D. 孕 20 周　　　　　E. 以上都不对

9. "开放性神经管缺陷"的各种产前诊断方法中较为准确的是测定哪种物质的含量：

    A. 胎儿羊水中的甲胎蛋白

    B. 母体血清中的甲胎蛋白

    C. 胎儿羊水中的乙酰胆碱酯酶

    D. 母体血清中游离的 β 型人绒毛膜促性腺激素

    E. 胎儿羊水中的苯丙氨酸羟化酶

10. 在现有的条件下，产前诊断技术大致可分为：

    A. 2 类　　　　　B. 3 类　　　　　C. 4 类　　　　D. 5 类　　　　E. 6 类

11. 下列哪项不是遗传病药物及饮食疗法的原则：

    A. 基因修复　　B. 禁其所忌　　C. 去其所余　　D. 补其所缺

12. 下列哪项不是遗传病基因治疗策略：

    A. 基因修复　　B. 基因替换　　C. 基因抑制　　D. 基因增强　　E. 基因扩增

13. 世界上首例应用基因治疗的疾病是：

    A. 囊性纤维化　　B. 血友病　　C. ADA 缺乏症　　D. 高雪氏病　　E. 肿瘤

14. 基因诊断时，若待测基因能与正常及突变的寡核苷酸探针同时结合，则表明该个体为：

    A. 正常人　　B. 患者　　C. 杂合体　　D. 嵌合体　　E. 无法判断

15. 基因治疗按受体细胞的不同分为：

    A. 2 类　　B. 3 类　　C. 4 类　　D. 5 类　　E. 2～3 类

16. 遗传病诊断的实验主要包括：

    A. 细胞遗传学检查　　　　B. 生化检查　　　　C. 基因诊断

D. X线检查　　　　　　　　　　E. A + B + C

17. 习惯性流产的妇女应进行哪项检查：

    A. RFLP 分析法　　　　B. 基因探针分析法　　　　C. 酶活性检测

    D. 性染色质检查　　　　E. 核型分析

18. Turner 综合症除核型分析外，其他辅助诊断方法是：

    A. RFLP 分析法　　　　B. 基因探针分析法　　　　C. 酶活性检测

    D. 性染色质检查　　　　E. ASO 杂交

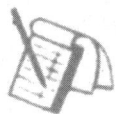

记　录

19. 孕妇有先兆流产且怀疑为无脑儿时，应采取哪种产前诊断方法：

    A. 羊膜穿刺术　　　　B. 绒毛吸取术　　　　C. 胎儿镜检查

    D. B 超　　　　　　　E. X 线

20. 孕 8 周时用基因诊断技术为胎儿做产前诊断，应采取：

    A. 羊膜穿刺术　　　　B. 绒毛吸取术　　　　C. 胎儿镜检查

    D. B 超　　　　　　　E. X 线

三、简答题

1. 遗传性代谢病的诊断可从哪几方面着手？举例说明。

2. 染色体检查的适应证是什么？

3. 产前诊断的主要方法有哪些？它们各适用于产前诊断哪几类遗传病？

4. 目前我国主要对哪几种遗传病开展新生儿筛查？

医学细胞生物学选择题答案

第一章 绪 论

1. E   2. C   3. C   4. E   5. B

第二章 细胞生物学技术

1. A   2. B   3. E   4. D   5. B   6. E   7. E   8. E
9. D   10. B   11. A   12. E   13. C   14. B   15. C   16. C

第三章 细胞的分子基础和基本概念

1. B   2. C   3. E   4. C   5. E   6. C   7. C   8. A
9. B   10. A   11. A   12. C   13. D   14. D   15. B   16. C
17. E   18. C   19. D   20. E   21. A   22. C   23. E   24. B
25. D   26. D   27. C   28. D   29. B   30. B

第四章 细胞膜及物质的跨膜运输

1. C   2. C   3. A   4. C   5. C   6. E   7. C   8. B
9. E   10. A   11. D   12. E   13. D   14. B   15. D   16. C
17. C   18. B   19. D   20. A

第五章 细 胞 核

1. E   2. A   3. D   4. A   5. D   6. D   7. A   8. C
9. D   10. E   11. C   12. C   13. B   14. D   15. B   16. B
17. D   18. D   19. C   20. B   21. B   22. C   23. E   24. E
25. A   26. B   27. B   28. C   29. B   30. D   31. C   32. A
33. A   34. E   35. C   36. E   37. C   38. C   39. B   40. B
41. E   42. C   43. C   44. C   45. A   46. D   47. E   48. B
49. D   50. E

第六章 细 胞 骨 架

1. C   2. D   3. D   4. D   5. C   6. B   7. B   8. D
9. E   10. A   11. D   12. A   13. A   14. E   15. A   16. D

17. C　18. C　19. A　20. B　21. E　22. A　23. B　24. A
25. C　26. B　27. C　28. D　29. D　30. B　31. D　32. C
33. A　34. C　35. A　36. B　37. A　38. B　39. B　40. E
41. B　42. E

第七章　线粒体与细胞的能量转换

1. C　2. B　3. B　4. E　5. A　6. C　7. C　8. D
9. C　10. D　11. A　12. A　13. B　14. A　15. B　16. D
17. C　18. D　19. B　20. A　21. C　22. E　23. B

第八章　细胞内膜系统

1. B　2. C　3. D　4. D　5. B　6. E　7. B　8. D
9. C　10. A　11. D　12. B　13. D　14. E　15. D　16. A
17. C　18. B　19. B　20. B　21. D　22. C　23. A　24. B
25. A　26. B　27. A　28. C　29. E　30. C　31. C　32. E
33. E　34. B　35. A　36. A　37. B　38. D　39. D　40. C
41. E　42. A　43. B　44. D　45. A　46. B　47. A　48. B
49. C　50. A　51. A　52. E　53. E　54. D　55. E　56. B
57. B　58. C　59. D　60. C　61. E　62. A　63. B　64. E
65. A　66. D　67. E　68. B　69. D　70. D　71. C　72. E
73. B　74. C　75. C

第九章　细胞的信号转导

1. E　2. C　3. B　4. A　5. B　6. A　7. B　8. D
9. B　10. C

第十章　细胞生长、分裂和细胞周期

1. A　2. E　3. E　4. A　5. B　6. A　7. C　8. B
9. E　10. E　11. C　12. A　13. D　14. C　15. D　16. B
17. C　18. B　19. E　20. B　21. A　22. E　23. C　24. B
25. A

第十一章　细　胞　分　化

1. B　2. D　3. B　4. A　5. E　6. C　7. D　8. B
9. A　10. B　11. E　12. C　13. C　14. E　15. D

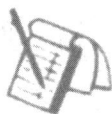

第十二章　细胞的衰老与死亡

1．C　　2．D　　3．D　　4．D　　5．D　　6．E　　7．C　　8．E
9．B　　10．B

医学遗传学选择题答案

第二章　遗传信息的结构与功能

1．B　　2．D　　3．D　　4．E　　5．D　　6．E　　7．B　　8．C
9．C　　10．C　　11．D　　12．E　　13．E　　14．A　　15．C　　16．D
17．A　　18．D　　19．B　　20．D　　21．C　　22．E　　23．A　　24．B
25．C　　26．C　　27．D　　28．B　　29．D　　30．B　　31．C　　32．E
33．D

第三章　人类染色体和染色体病

1．C　　2．C　　3．B　　4．C　　5．A　　6．E　　7．D　　8．C
9．C　　10．C　　11．A　　12．D　　13．C　　14．D　　15．E　　16．E
17．B　　18．C　　19．B　　20．A

第四章　单基因遗传病

1．D　　2．E　　3．E　　4．D　　5．A　　6．E　　7．D　　8．C
9．C　　10．E　　11．B　　12．B　　13．C　　14．B　　15．D　　16．B
17．E　　18．A　　19．E　　20．A

第五章　多基因遗传病

1．D　　2．D　　3．E　　4．C　　5．E　　6．A　　7．C　　8．C
9．A　　10．D

第六章　群 体 遗 传

1．A　　2．B　　3．A　　4．E　　5．A　　6．E　　7．B　　8．C
9．D　　10．D　　11．E　　12．D　　13．C　　14．A　　15．E　　16．A
17．B　　18．E　　19．B　　20．B　　21．D　　22．C　　23．D　　24．C
25．E　　26．C　　27．B　　28．A　　29．D　　30．D

第七章　生化遗传病

1．E　　2．D　　3．C　　4．A　　5．C　　6．C　　7．E　　8．A
9．B　　10．E　　11．E　　12．C　　13．B　　14．C　　15．B　　16．B
17．E　　18．B　　19．C　　20．E

第八章　线粒体遗传病

1．E　　2．C　　3．D　　4．E　　5．A　　6．B　　7．B　　8．A

第九章　药物反应的遗传基础

1．E　　2．C　　3．C　　4．C　　5．A　　6．A　　7．A　　8．A

第十章　免疫遗传

1．C　　2．D　　3．B　　4．A　　5．B　　6．A

第十一章　肿瘤遗传

1．D　　2．D　　3．B　　4．D　　5．A　　6．A　　7．C　　8．E
9．C　　10．D

第十二章　临床遗传

1．A　　2．C　　3．E　　4．D　　5．A　　6．C　　7．C　　8．A
9．C　　10．C　　11．A　　12．E　　13．C　　14．C　　15．A　　16．E
17．E　　18．D　　19．D　　20．B

（季丙元　潘兴丽）

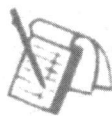

内 容 简 介

本书由三部分组成，第一部分为"医学细胞生物学和医学遗传学实验"，共安排了12 个实验内容，包括：显微镜的结构和使用、细胞的基本形态和结构、细胞分裂、细胞培养、染色体标本的制备、人类染色体的观察及核型分析、性染色质检查、皮纹分析、人类遗传性状调查等。在此部分附有实验报告和显微绘图方法，通过正确、规范地书写实验报告，可以使学生巩固所学知识，掌握生物显微绘图的方法。第二部分为"医学细胞生物学和医学遗传学学习指南"，包括对各章节内容的概括和总结、重点提示。第三部分是复习思考题，并附有选择题答案，供同学们参考。

本书适用于普通高等医学院校五年制本科及专科的医学生物学、医学细胞生物学和医学遗传学课程的实验教学，还可作为学生复习、本专业教师教学的参考资料。

图书在版编目（CIP）数据

医学细胞生物学与医学遗传学实验及学习指南/关晶主编．—北京：中国医药科技出版社，2010.10（2025.8 重印）．

ISBN 978 - 7 - 5067 - 4784 - 4

I. ①医… II. ①关… III. ①人体细胞学：细胞生物学 – 高等学校 – 教学参考资料②医学遗传学 – 实验 – 高等学校 – 教学参考资料 IV. ①R329.2②R394 - 33

中国版本图书馆 CIP 数据核字（2010）第 179528 号

美术编辑　张　璐
版式设计　郭小平

出版　中国医药科技出版社
地址　北京市海淀区文慧园北路甲 22 号
邮编　100082
电话　发行：010 - 62227427　邮购：010 - 62236938
网址　www.cmstp.com
规格　787 × 1092mm $\frac{1}{16}$
印张　9 $\frac{1}{2}$
字数　208 千字
版次　2010 年 10 月第 1 版
印次　2025 年 8 月第 11 次印刷
印刷　三河市万龙印装有限公司
经销　全国各地新华书店
书号　ISBN 978 - 7 - 5067 - 4784 - 4
定价　19.00 元
本社图书如存在印装质量问题请与本社联系调换